クタクタの体と心がスッキリ回復!!

たまった『疲れ』が驚くほどとれる本

ヘルスケア研究会・編著

特にどこが悪いというわけでもないのに、なんとなくだるい、疲れがたまっているという人はいないだろうか？　本書ではそんな人に役立つ「疲れがとれる実践ワザ」を234項目紹介している。なぜこのワザが効くのか、その理由もわかりやすく解説しているので、納得したうえでとり組めるはず。

1章では「全身」の疲れに効くワザを、2章では「体の部位別」、3章では「内臓別」、4章では「セックス別」、5章では「心」の疲れに効くワザを紹介している。そして、最終章では疲れを防ぐ食生活についてもとり上げているので、ぜひ参考にしてほしい。

自分の疲れに関係するところだけ読んでもよし、初めから通しで読んでもよし。あなたの疲れ解消に役立つこと必至の決定版だ。いつも身近に置いて、疲れたなと感じたときにページを開いてもらえれば幸いだ。

第1章 疲れやすい人、疲れがとれない人、必見ワザ！

【リラクゼーション編】

第2章 体の部位別 気になる疲れ スッキリ解消法

頭がボーッとするとき

頭が重いとき

頭が痛いとき

物忘れが多いとき

背中がこるとき

腰が痛いとき

足がむくむとき

冷え性で困っているとき

第3章　内臓別 たまった疲れ トコトン回復術

第5章

心の疲れを一掃するワクワク生活術

【本書のタイトルマークの読み方】

本書の各タイトルの上に入っているマークには、次のような意味があります。

食べて疲れをとる方法

運動で疲れをとる方法

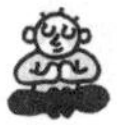
東洋医学で疲れをとる方法

生活のなかで疲れをとる方法

編集協力●株式会社フロンテア
ライター●御門あい／赤井奈緒子／堀越典子
本文デザイン／竹下千代子　本文イラスト／大橋明子

あなたの体と心、お元気ですか？

疲れ度セルフチェック

最近、疲れやすいという人は、体と心にどれくらいの疲れがたまっているか、自己診断してみよう。

体の疲れ度チェック

左の項目で、YESなら2点、NOなら0点、ときどき当てはまるものには1点を付けて、その合計点を出してみよう。それぞれの項目に関する具体的な解消法は矢印で示したページに載っているので参照してほしい。

□ 頭が重い → 69〜73ページ

□ 頭が痛い → 73〜76ページ

□ めまいがする → 81〜84ページ

□ 目がかすむ → 90〜91ページ

□ 目が痛む → 91〜92ページ

□ 肌荒れがひどい → 96〜104ページ

□ 肩が痛む → 119〜120ページ

□ 肩がこる → 109〜119ページ

□ 背中がこる → 120〜126ページ

□ 腰痛がある → 126〜132ページ

□ 足がむくむ → 132〜138ページ

□ 足がだるい → 145ページ

□ 体の末端が冷える → 138〜142ページ

□ 全身がなんとなくだるい → 22〜61ページ

□ 胃が痛い → 148〜151ページ

□ 胃がもたれる → 152〜157ページ

□ 便秘をする → 157〜161ページ

□ 下痢をする → 161〜165ページ

□ 動悸がする → 165〜171ページ

□ 胸が痛くなることがある → 171〜173ページ

□ 体がむくむ → 182〜186ページ

合計

点

体の疲れ度チェック判定

0〜5点

今、体の疲れはほとんどナイといってもいいあなた。たとえ疲れることがあってもそれは一時的なもの。一晩ぐっすり眠れば回復するはずだ。

6〜10点

ちょっとお疲れ気味のあなた。ここ2〜3日は早く仕事を切り上げて、家で食事をとり、ゆっくり体を休めよう。休養すればパワーも戻るはず。

11〜20点

最近は大分お疲れ気味のよう。どんなに忙しくても、3食きちんと食べて、睡眠はしっかりとること。適度な運動も疲労回復には効果がある。

21〜30点

疲れが慢性化しているあなた。このまま放置していたのでは、病気を引き起こす恐れもある。大事に至る前に、生活習慣を徹底的に見直してみよう。栄養のバランス、睡眠や休養、生活習慣などを細かくチェックして、どこに問題があるのか、きちんと見極めることが必要だ。

31〜42点

疲れが重症化しているあなた。これだけ自覚症状が多いと、毎日の生活に支障を来すこともあるのでは。もしかしたら単なる疲れではなく、肝臓や腎臓などの病気が原因になっている可能性もある。一度医師に診てもらって、疲れの原因をはっきりさせることをおすすめしたい。

心の疲れ度チェック

左の項目で、YESなら2点、NOなら0点、ときどき当てはまるものには1点を付けて、その合計点を出してみよう。それぞれの項目に関する具体的な解消法は矢印で示したページに載っているので参照してほしい。

- □ 気分が落ち込んでいる → 224～228ページ
- □ 寝つきが悪い → 228～234ページ
- □ 夜中に何度も目が覚める → 228～234ページ
- □ 朝早く目が覚めてしまう → 228～234ページ
- □ 感情をコントロールできないことがある → 218～228ページ
- □ 自分に自信がもてない → 224～228ページ

- □ 無気力で、やる気が出ない → 234～237ページ
- □ すぐにイライラする → 218～224ページ
- □ 異性に関心がもてない → 192～211ページ
- □ 男性 勃起しないことが多い → 192～197ページ
- □ 女性 セックスが楽しめない → 205～211ページ

合計　　点

心の疲れ度チェック判定

0〜5点

現代人が抱える疲れは、その多くがストレスなどの心の疲れからくるといわれている。でも、あなたはそれをうまくかわすことができる人。心の疲れはほとんど感じていないようだ。

6〜11点

仕事が忙し過ぎたり、顧客とのイザコザなどのトラブルがあれば、誰でもストレスがたまるもの。あなたも今、そんな状態にあるようだ。でも、これは一時的な疲れなので、休息や休養をとれば、すぐに元気になれるだろう。

12〜16点

精神的な疲れが大分たまっているようだが、この段階ならまだ自分でなんとか対処できるはず。心の疲れの原因を少しでも減らすように努力してみよう。まとまった休暇をとるなどの、気分転換をはかるのもよい方法だ。

17〜20点

心の疲れは相当たまっている。疲れの根本的な原因をとり除くことが必要不可欠。自分１人で解決するのが困難な場合は、心療内科で相談するのも一法だ。また、「心の疲れ」だと思っていたら、実は内臓などの病気によるものだった…ということもある。一度、体に異常がないか医師に診てもらい、原因をはっきりさせてはどうだろうか。

第1章

疲れやすい人、疲れがとれない人、必見ワザ！

リラクゼーション編

何となく疲れやすい人、睡眠や休養をとっても疲れが残るという人に、まずおすすめしたいのがリラクゼーションだ。体と心のこりをほぐしてリラックスすることは、自律神経の働きをよくして、慢性的な疲れを解消するのに大きな効果がある。

ここで重要な柱となるのが、呼吸、ストレッチ、ツボの3つ。この三種の神器ならぬ「三種の神技」を中心に、毎日の生活のなかで手軽にできるリラクゼーションの方法を紹介しよう。

朝、手軽にできる疲労解消術

ベッドのなかで腹式呼吸 これで寝起きも快調

スッキリ目覚めてシャキッと起床。こうできれば1日のスタートとしては最高だ。

しかし、寝起きは、頭がもうろうとして体がだるかったり、こわばった感じがしたりすることも多い。

寝起きがスッキリしない理由はさまざまだが、睡眠中に換気量が減少することも関係している。換気量とは、肺が呼吸する空気の量のこと。換気量が減れば脳や心臓への酸素供給量も減少して、活動レベルが低下する。

そこでおすすめなのが、腹式呼吸。

ご存じのように、呼吸の方法には、息を吸ったときに胸がふくらむ胸式呼吸と、おなかがふくらむ腹式呼吸がある。一般的に男性は腹式、女性は胸式呼吸といわれているが、胸式呼吸よりも腹式呼吸のほうが1回の呼吸で肺に入る酸素量が格段に多い。腹式呼吸では、肺全体が呼気によってふくらんだ分、肺の下にある内臓が圧迫されておなかがふくらむのだ。

そこで、目が覚めたら、ベッドのなかで腹式呼吸をやってみよう。やり方はいたって簡単。おなかのなかに空気が入っていくような意識で鼻から大きく息を吸い、おなかをへこませながらゆったり鼻から息を吐く。手を胸と腹に置き、胸ではなく腹が動いているのを確かめるようにするのがコツ。

これで酸素が大量に供給され、体と頭がスッキリ起床モードになるはずだ。

ズボンを利き足の逆からはいて、脳を刺激する

若々しい体と頭は、足の刺激からもたらされる。足の刺激は大脳や小脳を刺激して脳を活性化させるばかりか、ホルモンの分泌や自律神経の働きも高めるからだ。

そこで、忙しい朝でも手軽にできるものとしておすすめなのが、利き足の

逆からズボンの足通しをすること。

一般に右利きの人の場合、左足は支える足である主軸足、右足は歩くときなど最初に踏み出す運動足といわれる。

だから、右利きの人は右足からズボンをはくことが多いのだが、意識して逆の左足からはいてみよう。

いつもと違う足でバランスをとることで、脳は刺激される。その結果、脳の血流が増加して脳の若さを保ってくれるだけでなく、全身のリフレッシュ効果をもたらすのだ。

パンスト「しこ踏みはき」でやる気マンタン、デキル人

体がだるくてブルーな気分の朝は、出勤前の身づくろいもおっくう。女性の場合はストッキングをはきながら、「ズル休み」の4文字が浮かんだりすることも……。

そんなときおすすめなのが、名づけてパンスト「しこ踏みはき」。

パンストをクシュッと丸めて爪先を入れ、足首から腰まで一気にたくし上げたら股を開き、膝を曲げて腰を落とす。次に、そのまま腰を上げて、片足ずつ横に上げる。いわゆる相撲の股割やしこを、パンストを引き上げたときに行うのだ。

笑っちゃうような動きだが、股関節をゆるめ、足の外側と内側の筋肉を伸ばす立派なストレッチ。これで、朝の

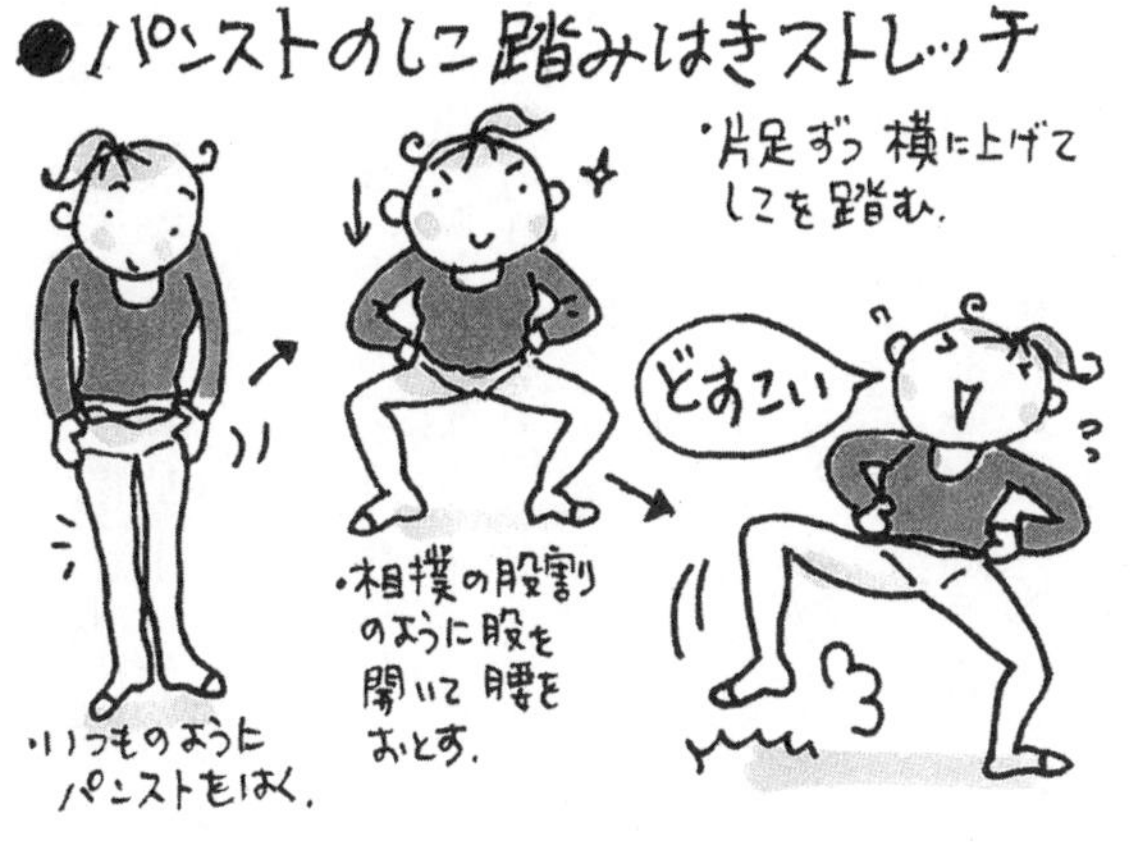
●パンストのしこ踏みはきストレッチ
・片足ずつ横に上げて
しこを踏む。
どすこい
・相撲の股割り
のように股を
開いて腰を
おとす。
いつものように
パンストをはく。

だるさも解消するはずだ。

しかも、「しこ踏みはき」をすると、パンストのたるみやヨレを防げるというメリットもある。「どすこい」と掛け声を掛ければ、気合いもチャージすること請け合いだ。

通勤電車でできる疲労解消術

長く息を吐いて元気の素・酸素を大量供給

電車のなかで、誰にも気づかれることなく、こっそりできるリラクゼーションといえば呼吸法。

恐怖やストレスを感じると、呼吸や脈拍が早くなったりする。これは、肺が自律神経のなかでも交感神経の支配を強く受けているために、心理状態が呼吸に敏感に反映されやすいから。

　そこで、意識的に呼吸をして交感神経の働きをコントロールし、リラックス作用を高めるのが丹田《だんでん》呼吸だ。

　丹田呼吸は、へその下あたりの丹田という場所に圧をかけながら、息をできるだけ長く吐くことがポイント。おなかに少しずつ力を入れて引っ込めるようにしながら、ゆっくりと息を吐いていく。吐く時間は30～40秒くらいを目標にするとよいだろう。

　丹田呼吸は、息を長く吐き続けることで、その反動によって自然に吸う息が多くなることに意味がある。その結果、通常の呼吸とは比較にならない大量の酸素が肺に吸入され、細胞のすみずみまで酸素が供給される。それが血液の循環を活発にし、心身を安定させることにつながるのだ。

　朝の通勤電車のなかで実行すれば、心機一転、仕事への意欲がわいてくるはずだ。

電車のなかでは小ワザを駆使して疲労回復

　通勤電車のなかでもちょっと工夫すれば、さりげなくストレッチをして疲れを解消することができる。

　まず、吊り革につかまったときのストレッチ。吊り革をしっかり握って体を後ろに引き、ひじを伸ばす。吊り革で体重を支えるような感じで、腕を十分に伸ばすのがポイント。左右交互に行うといい。

座ったときは、重点的に足のストレッチをしてみよう。まず靴のなかでつま先だけを上げ下げする。次に、ジャンケンのパーのように、靴のなかで足の指をできるだけ開く。最後に、かかとを床につけたまま足先だけを上げて、アキレス腱を伸ばすといい。

これらのストレッチを通勤電車の行き帰りにやるように習慣づけると、朝は仕事のウォーミングアップとして、夜は1日の疲れを癒すリラクゼーションとして役に立つはずだ。

中吊り広告の「俳号法」でイライラを解消

身動きすらままならない満員電車のなかで、自由に動かせるのは目玉だけという場合は、「中吊り広告俳号法」でリラックスしよう。

俳号法とは、季語をひとつ選び、その季語とはつながりのないような言葉を前後に置いて句をつくる俳句のテクニックのこと。一種の言葉遊びのようなものだ。

この俳号法をまねて、週刊誌の中吊り広告のヘッドラインをランダムに選んで言葉遊びをしてみよう。面白いだけでなく、意外にビジネスのヒントにもなるような発想が生まれてくる。

例えば「ＯＢたちのプロジェクトＸ」「緊急提言、内閣改造」「冷え性改善百円おかず」などから言葉を選び、適当につなげて「ＯＢたちの緊急提言百円おかず」とつくってみる。

不思議なことに、「単身赴任のお父さんたちが、生活防衛のために編み出した安価な自炊メニュー」といった感じで、雑誌の特集テーマになりそうな発想が浮かんでくる。

こんな言葉遊びをやっているうちに、仕事の悩みやストレスはどこへやら。駅に着いたときには、すっかり気持ちがほぐれているはずだ。

ちなみに、関心の薄いジャンルの広告でやってみると、ボキャブラリーが豊かになるというおまけもある。

オフィスでできる疲労解消術

ペンをくわえて手軽に笑顔 オフィスラフは疲れに効く

緊張続きの仕事の現場で疲れを感じたときは「笑い」の効用を活用しよう。文字通り「笑う門には福来る」ということは、実際にあることなのだ。

笑いには、免疫細胞であるＮＫ（ナチュラル・キラー）細胞の活性を高める効果のあることが知られている。ＮＫ細胞の働きが活発になれば、自然治癒力が高まり、自然に疲労も解消されるというわけだ。

しかし、ネタもないのに笑えないのがフツーの大人というもの。

でも、ご安心を。つくり笑いでも、笑顔に関係している筋肉を動かすと脳に情報が伝わり、脳は「あ、笑ってる」と思ってくれるのだ。これは笑顔のフィードバック効果といわれている。

上司や同僚に愛想笑いをふりまくという方法もあるが、ここでは、より高度なワザを紹介しよう。

それは、ボールペンを前歯でくわえてから、そっと引き抜くというもの。こうすると、笑顔に関係している顔の筋肉を効果的に動かすことができる。

楽しい気持ちで行えばさらに効果はアップする。職場の疲れを癒すには、オフィスラブよりオフィスラフ！

胸の谷間を押すだけで疲労回復だっちゅ～の

一世を風靡した瞬間芸「だっちゅ～の」。前かがみになり左右の胸を両腕でムギュッと挟みこむ悩殺ポーズ、女性であれば、胸の大小にかかわらずとりあえずやってみた人は多いはず。

仕事中、疲れたなと感じたら、この「だっちゅ～の」を利用してリフレッシュしよう。「だっちゅ～の」をしたときにできる左右の乳頭の間のくぼみ、その名も「膻中《だんちゅう》」。笑うなかれ、れっきとしたツボである。

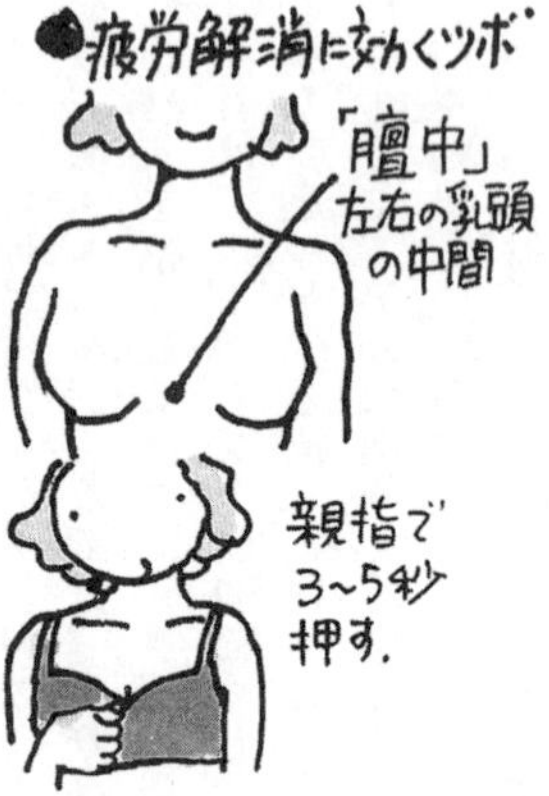
●疲労解消に効くツボ
「膻中」
左右の乳頭の中間
親指で
3〜5秒
押す.

　ここを指圧すると東洋医学でいう脾《ひ》経《けい》、腎経《じんけい》、肺経《はいけい》という経絡《けいらく》が刺激され、体内の副腎皮質ホルモンの分泌が促進されるので、疲労解消に大いに効果があるとされる。

　膻中を親指で3〜5秒押して離す刺激を3〜5分行う。強すぎる刺激はNG。あくまでもソフトに行うといい。

膝の下モミモミで、疲れをリセット

　仕事で神経も体力もすり減らし、足のだるさもハンパじゃないというときは、なにはともあれ膝の下の「足三里《あしのさんり》」と呼ばれるツボをもんでみよう。

　足三里は膝小僧の下際に出っ張った骨の下のくぼみから、足首側へ指3本分下がったところにあるツボ。

　足三里は足の血液循環を活発にして、足の血中にたまった老廃物をとり除くツボとして知られている。もむ足とは反対側の手の中指をあて、圧痛を感じるくらいにグッと押し込む。

　指で押しても刺激があまり伝わらな

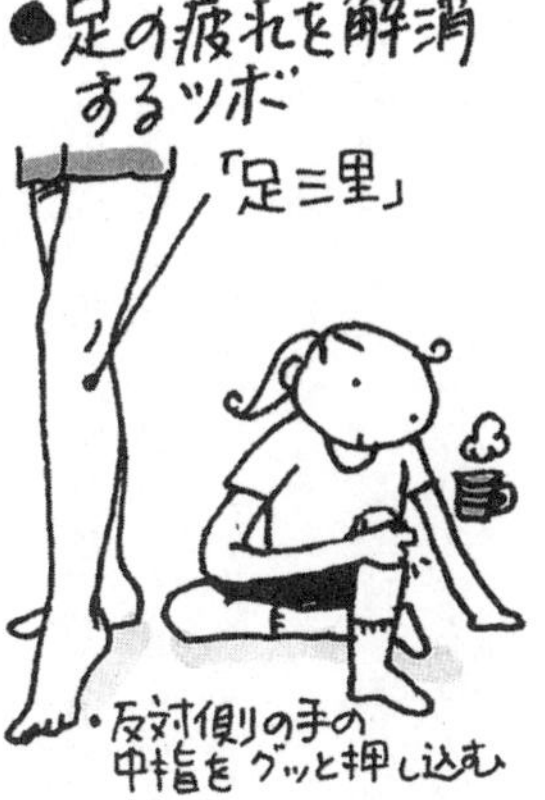
●足の疲れを解消するツボ
「足三里」
・反対側の手の中指をグッと押し込む

い場合は、キャップをしたボールペンの先で押してみよう。

3〜5秒押しては休むことを2〜3分続けると、足のだるさだけでなく、全身疲労が徐々にリセットされていくのが実感できるはずだ。それでもまだだるいときは、足三里から足首までをモミモミしよう。

デスク下の逆さま靴でこっそりできる疲れとり

長時間、座りっぱなしのデスクワークは、上体を支えている腹筋が弛緩《しかん》して体重のほとんどが脊椎《せきつい》の椎間板《ついかんばん》にかかるので、腰痛や全身疲労の原因となりやすい。

腰を伸ばしたりできればいいが、ベテラン社員感（？）漂うこのポーズ、若い女性には少々抵抗があるかもしれない。

でも、こんな方法なら大丈夫。デスクの下で靴を脱いだら、前後逆に置く。そして、その上に足を乗せ、ヒールの傾斜を利用して、かかとを伸ばすプチ・ストレッチをするのだ。

ふくらはぎの筋肉が伸びて血行がよくなるので、疲労回復に役に立つ。

太ももハンカチ抜きで疲れる椅子にサヨナラ

おしゃれなバーの高いスツールに座っていて、ものすごく疲れたという経験はないだろうか。

座面の高い椅子に座ると、太ももの座面にあたっている部分が圧迫される。ふくらはぎにも負担がかかるので、当然、足の血行が悪くなる。また、不自然な姿勢になるので、腰や背中もこってくるもの。これは、低すぎる椅子の場合も同様だ。


デスクワークの多い人で、足のむくみや腰痛、肩こりなどに悩まされている人は、ハンカチを利用して椅子の高さをチェックしてみよう。

椅子に座って、縦に四つ折りにしたハンカチを片方の太ももの下に入れ、適当な力でそのハンカチを引き抜いてみる。簡単に抜けるなら座面は低すぎ、なかなか抜けないなら高すぎる。ちょっと抵抗はあるが抜けるというのが、ちょうどいい椅子の高さだ。

自分にピッタリの椅子の高さをチェックする目安としては、「座面の高さ＝身長÷４」という公式もある。靴をはいて利用する椅子の場合は、身長にかかとの高さをプラスするといい。

昼休みにできる疲労解消術

テレフォンカードで テクノストレス撃退！

オフィスにパソコンが普及して、慢性的な疲労を訴える人が多くなっている。これは、パソコンワークによる眼精疲労が最大の原因。

眼精疲労は、ただ目が疲れるだけではない。頭痛や肩こり、全身疲労の原因にもなるのだ。

パソコンワークの多い人は、お昼休みに次の方法を実行して、早めに目の疲れを解消するようにしよう。

用意するものは、使用済みのテレフォンカードと本。

まず片方の目を閉じて、もう片方の目でテレカの穴を通して本の文字を見る。文字を3秒見たら、目からテレカをパッとはずし、文字を3秒見つめる。これを10回ずつ両目で行う。

この方法は、長期間続ければ視力回復にも効果があるといわれている。

これはピンホール原理という作用によるもので、目に入る光の束を小さくすることで、目のピント合わせがうまくできるようにする方法だ。

オフィスだけでなく、自宅でもパソコンを使っている人は、特に眼精疲労には注意が必要。この疲れ解消法をぜひ習慣にしてほしい。

デスクでのうたた寝にひと工夫してリラックス

人は1日に耳かき2杯分、0・6gの涙を流すといわれる。とはいっても泣くわけではなく、この涙は目を守るために自然ににじみ出てくるもの。

ところが、現代人はパソコンの長時間使用などによる眼精疲労から、涙の量が減少している。「ドライアイ」といって、涙の量が足りないために乾燥して、目の痛みなどが起きる病気もあるほどだ。

目の疲れは、肩こりや全身の疲労にもつながる。つまり、涙は目の健康のためだけでなく、全身の疲れ解消にも

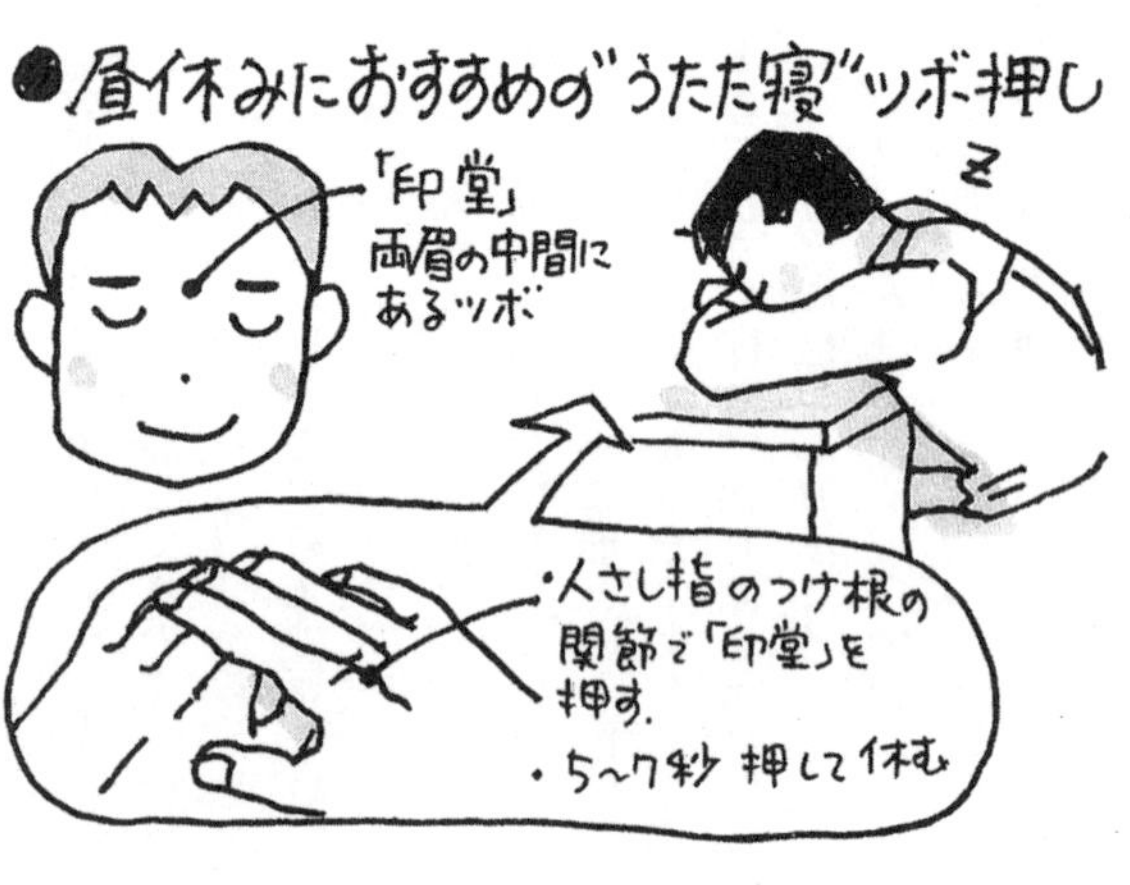
●昼休みにおすすめの"うたた寝"ツボ押し
「印堂」
両眉の中間にあるツボ
・人さし指のつけ根の関節で「印堂」を押す。
・5〜7秒押して休む

必要だということだ。

そこで、昼休みにうたた寝をして、目の疲れをとる方法を紹介しよう。

デスクでうたた寝をするときは、両手を重ねて額の下に置くことが多いが、そのとき、人さし指のつけ根の関節を両眉の間にあてるのだ。

ここは疲労を回復させ、集中力を高める「印堂《いんどう》」と呼ばれる顔のツボ。デスクに突っ伏した頭の重みを利用して印堂を圧迫。5～7秒押しては休む刺激を1分ほど続ける。

これで、緊張していた目の周囲の筋肉がゆるみ、じわっと涙も出てきて、眼精疲労、ひいては全身の疲れもやわらぐだろう。

コンビニでそっとできるながらストレッチ

お昼休みにコンビニに立ち寄る人は多いはず。買い物ついでにコンビニでちょこっとストレッチをして、午後のやる気をチャージしよう。

やり方は簡単。陳列された下段商品をチェックしてみるだけ。

下段の商品を、腰をかがめて見下ろすのではなく、しっかり腰を落とし、足の裏を床に張りつけるようにしてしゃがむ。いわゆるヤンキー座りで、下段の棚を見るのだ。

女性はいうまでもないが、男性も両膝を離さないことがポイント。この姿勢を30秒くらいキープする。

これは、背筋や太ももの後ろの筋肉を伸ばすプチ・ストレッチになる。何度か繰り返せば、こわばっていた体は徐々にほぐれ、疲れもとれてくる。

ただし、ランチを食べすぎたときは、ウエストのホックが外れないようにご注意を。

くつろぎタイムの疲労解消術

1日1合の晩酌で心と体をリフレッシュ

仕事を終えて味わう酒は本当に美味。でも「うまいっ、もう1杯！」と杯を重ね過ぎると二日酔いが待っている。

飲み方次第で薬にも毒にもなるアルコール、疲労解消の味方にするコツは、1日の適量を守ることにつきる。

適量とは、日本酒なら1日1合、ビールなら大びん1本、ウイスキーならダブルで1杯。

これくらいの量のアルコールは、善玉コレステロール（HDL）を増やすので動脈硬化を防ぎ、狭心症《きょうしんしょう》や心筋梗《しんきんこう》塞《そく》を予防するといわれる。実際の調査でも、この程度の飲酒量の人は、全く飲まない人、あるいはこれ以上飲む人に比べて狭心症や心筋梗塞による死亡率が低かったことが証明されている。

適量のアルコールは、大脳の理性や常識をつかさどる部分を抑制するので、解放感や爽快感をもたらす。適量の酒で今日の疲れは今日のうちにとろう。

テレビを見ながらシンプル・ストレッチ

運動不足を感じているが、運動する時間がなかなかとれないとお嘆きの方にぴったりなのが、テレビを見たり音楽を聴いたりしながらでもできる「ながら」ストレッチ。

椅子に座っているなら座ったまま、片方の膝の後ろを両手でもち、ゆっくりと足を引き上げる。これを左右の足で交互に行う。

畳に座っている場合は、あぐらをかいて足の裏を合わせて、両手でつま先

畳に座ってする「ながら」ストレッチ
・足の裏を合わせて両手でつま先をつかむ
・腰からゆっくり体を前に倒して静止
・ゆっくりと元にもどす。これを繰り返す。

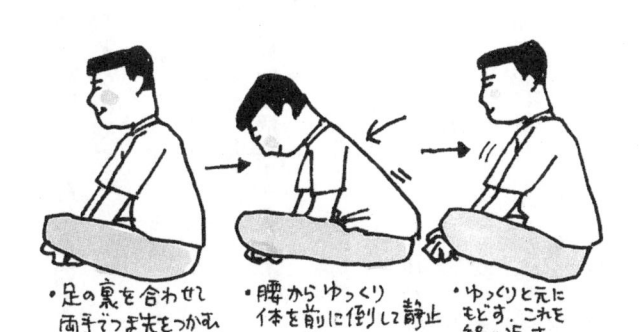

を握り、腰からゆっくりと体を前傾させて静止。また、ゆっくりと体を元に戻す。この動作を繰り返し行う。

どちらもCMタイムを利用してできる手軽なストレッチだ。

また、テレビに夢中のときは、つい前かがみになりがちだが、腕・肩・胸を伸ばすために、後手に組んだ手をグッとそらすだけでも、筋肉の緊張をほぐすのに効果的だ。

CMタイムになったら、これらのストレッチを組み合わせて行うとよい。1時間番組でも、かなりCMタイムがあるので、1日の疲れをとるには十分。テレビを見ながら、心も体もほぐしてあげよう。

自律神経にじんわり効く ぬるめの風呂

仕事や勉強でぐったり疲れた体を芯からリラックスさせるバスタイムは、貴重なひととき。毎日のことだから、疲労を効果的に解消する入り方をしたいものだ。

最も効果のあるのが、ぬるめの湯にゆっくりのんびりつかること。

昼間ストレスが多いと、自律神経のバランスがくずれてしまう。つまり、自律神経のうち、心身を興奮させる交感神経が活発に働き、逆に興奮を鎮める副交感神経の働きが悪くなるのだ。

夜のくつろぎタイムに疲れをとるポ

イントのひとつが、この自律神経のバランスを整えること。

38℃前後のぬるい湯は、副交感神経の作用を活発化させる作用があるので、心身の興奮を鎮めてリラックスさせる効果がある。寝つきが悪い人にもおすすめだ。

湯船のなかで手足の曲げ伸ばしなどをすれば、血液循環がさらによくなるので、安眠だけでなく、美肌効果も期待できる。

入浴後に冷湿布で摩擦　これで倦怠感を撃退！

わけもなくかったるいという倦怠感に悩む現代人は多い。

原因のひとつとしてあげられるのが自律神経の乱れだ。

自律神経は、人の意志とは無関係に内臓や血管の働きを支配している。自律神経には交感神経と副交感神経があり、このふたつが相反する働きをすることで、体の機能のバランスが保たれている。

交感神経と副交感神経のバランスがくずれると、体は休みたいのに脳から「休め」の指令がうまく発せられなくなる。それが倦怠感やイライラ、不眠など不調の原因となるのだ。

自律神経を安定させるために有効とされるのが、冷湿布摩擦。入浴後、冷水に浸してしぼった木綿のタオルで全身をこする。

これだけのことだが、皮膚への刺激によって自律神経のバランスをよくする効果がある。同時に、皮膚の毛細血管の血行が促進され、全身がポカポカしてくる。

同じ摩擦でも乾布摩擦よりはるかに高い効果のあることが実証されている。

寝る前に試したい疲労解消術

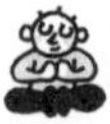

足の裏を踏んでもらえば1日の疲れが消える

通勤電車で足を踏まれたらムッと不快になるのは誰もが同じ。しかし、寝る前に足の裏を踏んでもらったら気分は極楽、1日の疲れは足からすーっと抜けていく。

足の裏には、全身のこりをほぐして、疲れをとるのに効果的な「湧泉《ゆうせん》」といわれるツボがある。足の指を曲げると、くぼむところが湧泉。押してみるとかたい筋にふれることがわかるだろう。ここを、パートナーや子どもに足を使って押してもらうのだ。

うつぶせになって足を伸ばしたら、湧泉の位置に足の親指をあてて、ねじ込むように押してもらう。

少し圧痛を感じるくらいの強さで、3秒押して離すというリズムで5分。押されているときに息を吐くように呼吸リズムを合わせると、疲労解消の効

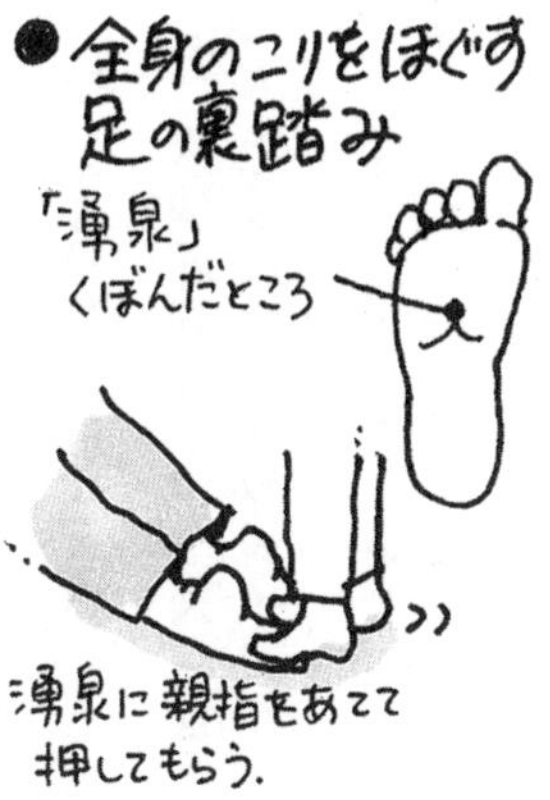
全身のコリをほぐす足の裏踏み
「湧泉」くぼんだところ
湧泉に親指をあてて押してもらう。

果がより高くなる。

ちなみに、足への刺激は脳の広い領域を刺激するので、若い脳を保つためにも足裏踏みはおすすめだ。

ヒラメ筋マッサージでイタ気持ちいい疲れとり

愛車のメンテナンスにはうるさくても、己のボディメンテナンスに無頓着では、運転中急ブレーキを踏み込んだ途端、こむらがえりを起こしかねない。

足は健康の要。寝る前にベッドのなかでふくらはぎの筋肉をマッサージして、今日の疲れは今日中に解消しよう。

あお向けに寝て、片方の足のかかとを、もう一方の足の内側のアキレス腱とくるぶしの間に置き、膝に向かって足の太い骨の内側をかかとで押していく。このとき、押す側のお尻を少しもち上げるようにするのがコツ。片足30秒ずつ続ける。

ふくらはぎには、立つときに使われるヒラメ筋という筋肉がある。ここは抗重力筋と呼ばれ、疲れがたまりやす

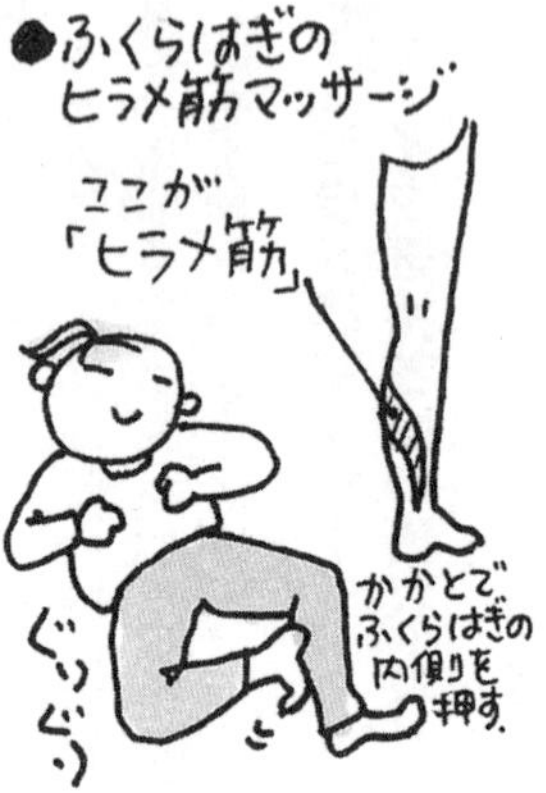
●ふくらはぎの
ヒラメ筋マッサージ
ココが
「ヒラメ筋」
かかとで
ふくらはぎの
内側を
押す。
ぐりぐり

い部位なのだ。それだけに、マッサージによる疲労解消効果は高い。

股関節をリラックスさせる土俵入り式ベッドイン

ベッドに入るときに、ぜひ試してもらいたいのが相撲の「土俵入り」。疲れたからといって、すぐにふとんに潜り込まないで、翌日に疲れを残さないためにも、さあ、土俵入り！

両足を肩幅くらいに広げて立ち、腰を突き出さないようにしてそのまま落とす。次にいわゆる「しこ踏み」をしてから、両腕を横に水平に上げ、最後に両手のひらを胸の前で合わせる。

一連のポーズはゆっくり呼吸しながら行うと、リラックス効果はさらにアップする。「土俵入り」ならぬ「ベッド入り」のこのポーズ、毎日の習慣にしてみてはいかがだろうか。

このストレッチは、特に股関節をリラックスさせる効果がある。股関節がやわらかくなると、骨盤内の血行がよくなるので、特に女性にはおすすめ。

生理前後に悩まされる腰の重だるさを解消するのに効果的だ。

寝しなの万歳ストレッチでよい夢を見よう

ベッドに入ったところで、1日を締めくくる最後のストレッチ、その名も「万歳ストレッチ」をやってみよう。

あお向けに寝て、両腕を伸ばしたまままゆっくりと上げていき、頭のほうへ倒す。簡単にいえば、寝たまま万歳をするということ。

動作はなるべくゆっくり行うのがコツ。両腕を頭のほうに倒すときも、反動をつけたりせず、腕の重さを利用するように、ゆっくりと行う。

万歳スタイルのこの動きは、筋肉に負担をかけずに、全身の血行をよくして肩まわりをほぐしてくれる。

精神的にもリラックスできるので、寝つきもよくなるはずだ。いっそのこと「万歳」と唱えればオメデタイ夢が見られるかも⁉

休日に試したい疲労解消術

疲れを翌週に持ち越さない力んでリラックスする法

睡眠は十分とったのに、肩や背中はガチガチ、腰も痛い。そんな休日の朝を経験したことはないだろうか。

仕事などで緊張が続くと、休日にな

っても体は急にオフに切り換わることができない。その結果、平日モードを引きずってしまい、緊張状態が続いて疲れが抜けないことがある。

こんなときこそ、リラクゼーションが必要だが、これが簡単にはいかない。体のこりがひどくなればなるほど、それをほぐすのは難しくなる。

そんな頑固なこりをほぐすのに有効なのが、体を緊張させることで緊張をほぐす逆説的リラクゼーションだ。

例えば、両手を握ってこぶしをつくり、そのまま思い切り力を入れて握る。そのあと、少しずつ力を抜きながら両手を開いていく。

筋肉を目いっぱい緊張させると、そのあとは反動で自然に弛緩していく。そのため、筋肉をリラックスさせるのに効果があるのだ。

腕や足、肩なども、これと同じ要領で、力を入れてから抜くという方法でリラクゼーションしてみよう。こわばっていた筋肉がほぐれて、体が軽くなっていくのを実感できるだろう。

顔のこりをとって 気になるシワもとろう

筋肉の疲れというと、すぐ肩や足などを思い浮かべるが、顔の筋肉も実はかなり疲れのたまるところ。顔には表情筋などがあって、私たちが起きている間中働いているためだ。

●顔のこりをほぐす指圧

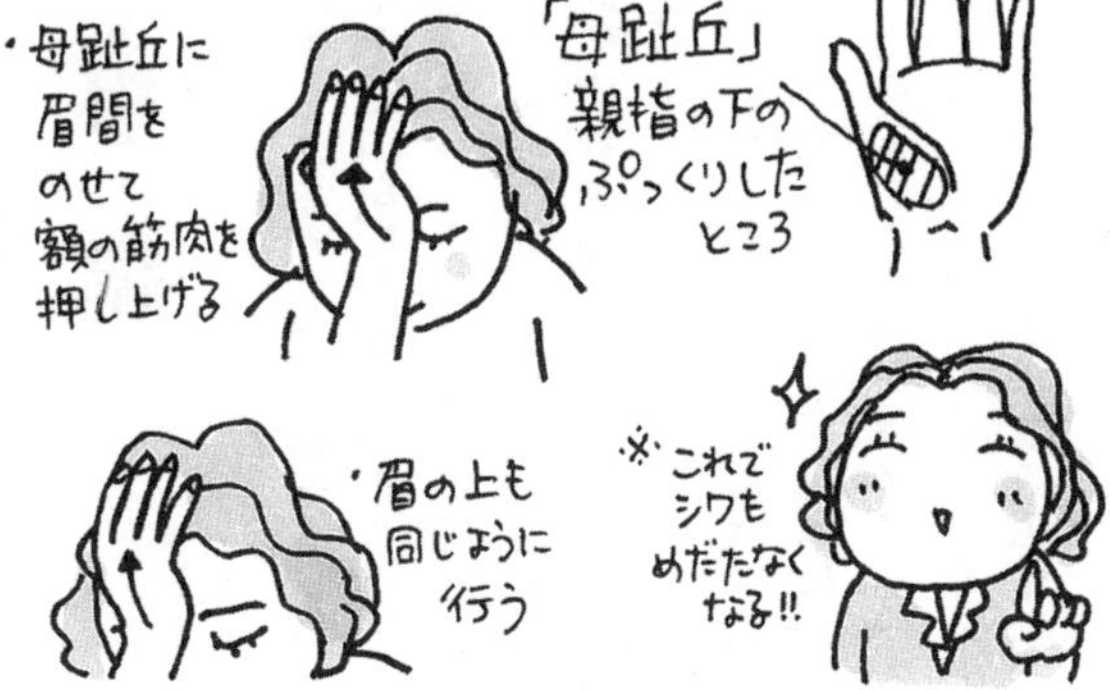
・母趾丘に
眉間を
のせて
額の筋肉を
押し上げる
「母趾丘」
親指の下の
ぷっくりした
ところ
・眉の上も
同じように
行う
※これで
シワも
めだたなく
なる!!

そこで、休日には疲れた顔の筋肉をほぐしてやりたいもの。そのために簡単で効果的な方法を紹介しよう。

まずテーブルに片方のひじをつき、手のひらの親指の下のぷっくりした部分（母趾丘《ぼしきゅう》）に眉間をのせる。

次に母趾丘を額の筋肉を押し上げるように動かす。30秒行ったら、左右の眉の上も同じ要領で行う。

この指圧は、ツボを刺激して、血液やリンパ液の流れを促すのに効果がある。これで顔の疲れがとれて、晴れ晴れとした表情になるはずだ。また、この指圧は眉間や額のシワを目立たなくするのにも効果的。女性だけでなく、男性もぜひ試してほしい。

食事編

いつも「疲れた」が口癖の人は、栄養不足が原因かもしれない。

たとえカロリーは足りていても、栄養のバランスが悪いと疲れやすくなる。慢性的に疲れを感じている人は、日頃の食生活をチェックしてみること。

ここでは疲労解消に有効な食べ物や食べ方を紹介しているが、基本は栄養バランスのとれた食事であることを覚えておこう。疲れにくい体をつくるための食事については第6章で紹介しているので、そちらも参考にしてほしい。

朝のフルーツは疲労回復を助ける

「朝のフルーツは金、昼のフルーツは銀、夜のフルーツは銅」ということわざがある。科学的にも、果物には体のさまざまな不調を撃退する効果のあることがわかっている。

まず、果物に多く含まれているクエン酸に注目。クエン酸には、疲労物質の乳酸ができるのを抑える働きがあるので、疲れたときに果物を食べると、疲労を回復させる効果がある。

また、果物にはカリウムも豊富。カリウムには筋肉の働きをスムーズにする作用があるので、不足すると筋肉の動きが悪くなり、力が出ない状態になる。いわゆるバテてしまうのだ。

そのほかにも、果物にはビタミンCや食物繊維など、健康・美容のために有効な栄養が豊富に含まれている。

ただし、果物は意外に高カロリー。疲労回復のためとはいえ、食べすぎには注意したい。果物の摂取量は1日150gが目標。これは皮や種を除いた可食部だけの重量なので、みかんなら2個、りんごなら1個くらいを食べるようにするといいだろう。

疲れを吹き飛ばすネギチャーシューの威力

ランチはいつもテキトーという人、最近疲れがたまっていませんか。

疲れが抜けない、だるいと感じるときはネギチャーシューメンで疲れをリセットしてしまおう。

疲労解消の第一の鍵は、チャーシューにある。チャーシューの原料である豚肉はビタミンB1が豊富。

ビタミンB1が不足すると、糖質（炭水化物）が分解されずに不完全燃焼を起こし、乳酸などの疲労物質が体内に蓄積する。これが疲労やだるさなどの原因になるのだ。

第二の鍵は、豚肉に含まれる必須アミノ酸。含有量が多いだけでなく、各種アミノ酸がバランスよく含まれているため、タンパク質が効率よく体内で吸収される。

第三の鍵は、ネギ。独特のにおいの成分であるアリシンには、ビタミンB1の吸収を高める作用がある。つまり、豚肉の栄養が効率よく吸収されるように助けてくれるわけだ。

ということで、チャーシューとネギは最強のコンビ。お疲れ気味のあなたのランチメニューは、ネギチャーシューメンで決まり！

いつも若々しくいたいならそば好きな人になろう

健康と長寿を祈って大晦日に食べる年越しそば。日本人のこの食習慣は、栄養学的にも裏付けされている。

そばは良質なタンパク質だけでなく、白米の2・5倍もの食物繊維を含む。

また、そばの薬効成分のルチンやカテキンも注目されている。これらの成分は、毛細血管を強くしたり、老化を防ぐ作用があるのだ。そばを食べれば、体のすみずみまで血行がよくなり、若々しくなれる。

ただ、そばは栄養的に見ると、脂質、ビタミンA、C、D、E、カリウム、鉄、カルシウムなどが不足している。「お昼はかけそば」だけでは、疲労回復には役立たない。野菜の天ぷらなどと一緒に食べて、栄養を補うのが賢い食べ方だ。

また、そばをゆでたそば湯には栄養

が溶け出しているので、お茶代わりに飲んだりして活用したい。

安上がりのリフレッシュ法 水を1日3杯3回飲む

「水もしたたる」「みずみずしい」……美や健康をイメージさせるこれらの言葉通り、水には私たちのすこやかさを保つ効果がある。

その効果を最大限に引き出すのが、水を1日に3杯、3分間かけて3回飲むやり方。

起床直後、午後3時頃のおやつ時、就寝約30分前に、コップ1杯ずつ、3分間かけてゆっくり水を飲む。

水はミネラルウォーターでなくとも、水道水でOK。水道水のカルキ臭さなどが気になるときは、家庭用浄水器を利用すればいいだろう。

水は消化器官を活性化し、消化吸収を促進する。同時に血液やリンパの流れもよくするので、体内をリフレッシュさせて疲れがとれるのだ。

また、就寝前に飲む水は神経を鎮静させる効果があるので、寝つきをよくしてくれる。

甘いお菓子は疲労回復の即効薬だ

身も心もクタクタのとき、無性に甘いものが食べたくなった経験はないだろうか。これは、疲れた体の〝声〟なのかもしれない。

砂糖は体内で吸収されると、すぐブドウ糖になって脳にとり込まれる。ふつうの食事では、脳にエネルギーが届くまで30分から1時間かかるが、砂糖は即効性があるところがミソ。

そして、このブドウ糖こそ脳の唯一のエネルギー源なので、エネルギーを蓄えた脳は働きがよくなる。そのため意欲も増し、疲労感も薄れるのだ。

でも、甘いお菓子は高カロリーだから太るのがイヤという人は、体のリズムに合わせて、食後にデザートとして食べるといいだろう。

糖分をエネルギーに変えるインシュリンは、個人差はあるが、おおむね1日3回の食事に合わせて分泌される。デザートとして食べた糖分は、食事用に分泌されたインシュリンでエネルギーに分解されるので、体に蓄積されにくいのだ。

スタミナの素、にんにくを漬物にして食べよう

疲れをとり、パワーアップに効果的なにんにく。その秘密は、アリシンにある。この成分が疲労回復に必要なビタミンB1の消化吸収を高めてくれる。疲れたときにはぜひとりたい食べ物のひとつだが、におうのが難点。

そこで、においを抑えて、手軽に常食できるにんにくのみそ漬けのつくり

方を紹介しよう。

まず、にんにくを小片に分け、皮と薄皮をむいて、蒸し器で15分ほど蒸してあくを抜き、常温で冷ます。

次に、底の浅い密閉容器にみそ（赤・白どちらでも可）を広げ、にんにくを置いたらみそをかぶせる。

つくるときのポイントは、皮をむくときに傷つけないこと。傷をつけるとそこから強烈ににおうからだ。

また、にんにくの1かけが大きい場合は2、3分長めに蒸すとやわらかくなる。4、5日目から食べられる。

にんにくのみそ漬けはつくり置きできるので、箸休めの一品として重宝する。酒の肴にしてもなかなかおつだ。

英雄たちのスタミナ食　牡蛎のパワーに注目

シーザー、ナポレオン、ビスマルクなど、英雄たちも好んだという牡蛎《かき》。

牡蛎の魅力は何といっても「海のミルク」といわれる特有の滋味と豊富な栄養素だ。なかでもタンパク質、グリコーゲン、タウリン、亜鉛の含有量の多さは注目に値する。

グリコーゲンは、必要に応じてブドウ糖などのエネルギーに変わる。亜鉛は正常な味覚神経の維持や精子の増殖、毛髪の発育などにかかわるミネラル。

いずれも体力回復に役に立つ栄養素ばかりだ。

食べるなら旬の寒い時期がベスト。英語のスペルで「R」のつかない月は食べるなといわれるが、たしかに5～8月は牡蛎の産卵期なので、身がやせて味も今ひとつだ。

旬のおいしい牡蠣を食べて、パワーアップしよう。

疲れたらお茶を飲む？食べればもっと効果的

頭脳労働でも力仕事やスポーツでも、合間に〝お茶〟するときは、番茶やほうじ茶より煎茶《せんちゃ》（緑茶）がベスト。

煎茶には、頭脳や筋肉の働きを活発にするカフェインが非常に豊富だからだ。そのほかに、多量のビタミンCやB群、ガンや成人病の予防効果が高いカテキンなども含まれている。

そこで、煎茶の栄養を丸ごととるために、ただ飲むだけではなく、食べる方法も試してみよう。

お茶の葉には、水や湯には溶け出ない脂溶性のビタミンA（カロチン）やEなどが含まれている。つまり、私たちは大切な栄養を茶殻として捨てているということだ。

お茶をおいしく簡単に食べるには、ミキサーやすり鉢などで粗びきにするといい。これを、ご飯やおにぎり、スパゲティ、焼きそば、焼き魚など、料理にふりかけて食べるのだ。

また、天ぷらやフライなどの衣に、

お茶の粗びきを混ぜるのも賢い手。意外に、いろいろな料理に幅広く利用できるので、あなたもオリジナルお茶料理をつくってみてはいかが。

江戸時代の健康ドリンク　甘酒の栄養は点滴に匹敵

納豆やチーズ、ヨーグルトに代表される発酵食品。それぞれ独特の香りをもっているのが特徴のひとつだが、元の素材と比べて、栄養値が格段に高いことをご存じだろうか。

ここでは、特に疲労解消に有効な麹《こうじ》をクローズアップしてみよう。蒸した米に麹菌を繁殖させた麹は、元の米の栄養値と比較すると、エネルギーは1・7倍、タンパク質は2・3倍、ビタミンB1は5・5倍にもなる。

この麹で、手軽においしく疲労を即効解消する方法がある。

それは、甘酒を飲むこと。甘酒は麹を利用した食品で、ブドウ糖と必須アミノ酸、ビタミン類が豊富に含まれている。

滋養たっぷりの甘酒だが、実はこれらの成分は病院で栄養補給のために行う点滴と同じなのだ。つまり、甘酒を飲むことは、病院で栄養分を点滴してもらうことにも匹敵するのである。

この甘酒、江戸時代には、1年中健康ドリンクとして飲まれていたとか。ひな祭り以外にも甘酒をどうぞ。

運動編

ここでは、「疲れたな」と感じたときにおすすめしたい手軽な運動を紹介している。道具もいらず、場所もとらず、相手もいらない。そのうえ、時間もかからない簡単な運動ばかりだ。

病気は「早期発見、早期治療」が鉄則といわれるが、疲れの場合も同じこと。疲れをため込むと、回復するのに時間がかかる。

疲れを自覚したら、ここで紹介している運動を即実行して、疲れが〝重症化〟するのを防ぐようにしよう。

「英雄のポーズ」で疲れ知らずになる

力仕事をしたわけでもないのに体がだるくてたまらないとき、何をする気力もわかないというときは、漫然と横になっていても疲労はとれない。

ヨガの「英雄のポーズ」で自律神経のバランスの乱れを正し、積極的に疲れを解消してしまおう。

①両足をそろえて立ち、右足を前へ、左足を後ろへ引く。
②右膝を曲げ、下半身を安定させる。かかとが床から浮かないようにする。
③胸の前で合掌したら鼻から息を吐く。
④鼻から息を吸い込みながら、両腕を

上げ、さらに息を入れて上体と腕をそらせたまま、10～20秒保つ。
⑤①～④と同じように、左足を前へ右足を後ろへ引いて行う。
　このポーズを横から見ると、かかとから手の指先までが大きな弧を描いて、まるで天に向けてエネルギーが噴出しているように見える。

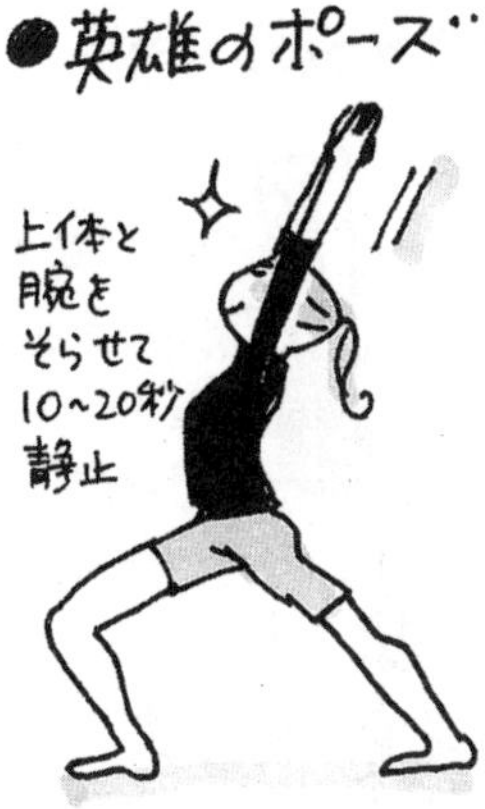
●英雄のポーズ
上体と
腕を
そらせて
10～20秒
静止

疲れているときは体も丸まって萎縮しがち。「英雄のポーズ」で存分に手足を伸ばし、リフレッシュしよう。

頭に血がのぼったときは後ろ逆立ちでスッキリ

　興奮しているときや怒っているときの様子を「頭に血がのぼっている」と表現するが、これは実際の体の状態をあらわす言葉でもある。

「頭に血がのぼっている」と、全身の血行が悪くなる。激怒しているとき、手足の指先が冷たいのはその証拠だ。こんな状態を長く続けては、心も体も疲れきって悲鳴をあげてしまう。

　憤死しそうなほど頭に血がのぼった

●後ろ逆立ち

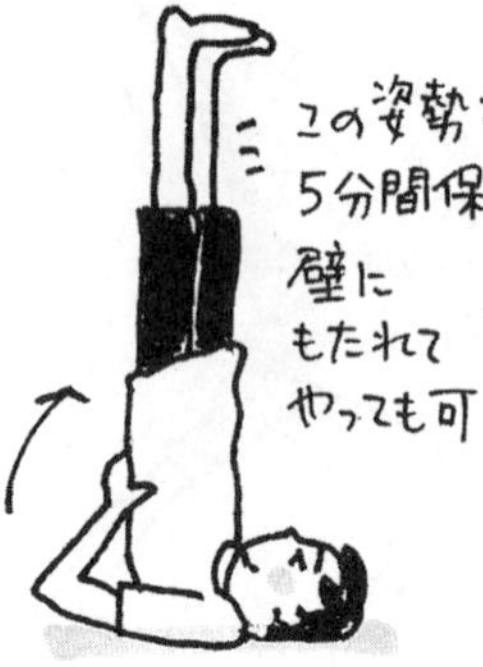
この姿勢で
5分間保つ。
壁に
もたれて
やっても可

ときは、後ろ逆立ちで体をリラックスさせ、全身の血行をよくしよう。

あお向けに横たわり、腰を床につけたまま両足を垂直に上げて息を吸う。両手で腰を支えながら、胸をあごにつけるよう意識して、胸から腰も垂直に上げる。そのまま5分間姿勢を保つ。下腹を引き締めるように意識しながら、胸から腹、足とおろしていく。呼吸はなるべくゆっくり行うこと。

なお、両足が上がりにくいような場合は、壁などにもたれかけても効果はある。食後は消化に悪いので避けたほうがいい。

猫のように伸びをして体も心もお気楽モード

猫が大あくびをしながら伸びをしている様子を見たことがあるだろう。恥も外聞もなく（？）存分に四肢を伸ばしたあの姿、われわれホモサピエンスの疲れ解消にも大いに役に立つ。

あお向けに寝て両手・両足をまっすぐ伸ばして5秒間。次に、立った姿勢で、腕を頭上に伸ばして手のひらを合わせ、グーッと伸び上がるようにする。この姿勢を5～8秒間。

この運動は、腕・肩・体側面の筋肉の緊張をとり去り、リラックスさせる効果がある。同時に血行も促されるので、疲労物質の排泄や代謝も盛んになり、疲れがとれる。

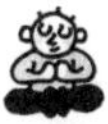

両手で弧を描き「気」の滞りを解消

中国医学では、「気」という言葉がよく使われる。「気」を言葉で説明するのは難しいが、ひと口でいうと、全身をめぐっている「生命エネルギー」のようなものだ。

疲労や病気は、この気のめぐりが滞《とどこお》るために起こると考えられている。そこで、気の滞りを解消して、疲労を回復する簡単なワザを紹介しよう。

①足を肩幅くらいに開いて立ち、両腕を自然に垂らす。

②両腕をゆっくり前に上げ、耳の高さになったら、それぞれの手で弧（円）を描くように外側に腕を回す。

両手で弧を描くときは膝を少し曲げ、両手を上げるときは膝を伸ばすことがポイント。また、両手を上げるときに鼻から息を吸い、おろすときに鼻から息を吐く。この動きを15回くらいやれば、滞った気のめぐりがよくなり、体が軽くなった感じがするはずだ。

遊び編

「昨日は遊び過ぎて疲れた」などとボヤく人がいるが、それではまだまだ〝修業〟が足りない。

遊びは疲労解消に役立ててこそ、意味がある。

ここでは、遊びながら疲れがとれるお得な方法を紹介しよう。おなじみの遊びから、ちょっとユニークな遊びまで、楽しく遊んで、かつ体と心の疲れを解消できるワザばかりだ。ぜひ元気回復のための特効薬として役立ててほしい。

カラオケは体に効く 疲れたときこそ熱唱を

カラオケ大好き人間なら知っているはずだが、思いっ切り歌うとスッキリ疲れがとれたように感じるものだ。

これは、腹の底から声を出して熱唱すると、無意識のうちに腹式呼吸をすることになるからだ。腹式呼吸は、酸素をたくさん体内にとり込むことができるので、新陳代謝を活性化させる効果がある。

また、人の前で歌うときは多少緊張するが、この緊張は歌い終わったあとの安堵感とセットで、自律神経のバランスを整える働きもある。

人間の体には、もともと自分自身の体を調節する機能が備わっているので、疲れたらその分回復させようとする力が大きく働く。献血したあと、血液の量がすぐ元に戻るのはその一例。

だから、少々疲れ気味というときは、思いっ切り熱唱してもうちょっと疲れたほうが、すみやかな疲労回復につながるのだ。

バブルな温泉につかってたまった疲れをとる

かつて東京都知事選挙の公約に「都庁に銭湯」をつくることを掲げた候補者がいた。そのココロは「都民の疲労回復、ハダカのつきあい促進」のため。

たしかに銭湯には疲労回復効果があるが、より効果の高いのが温泉だ。

特におすすめなのは「単純炭酸泉（二酸化炭素泉）」。これは、炭酸ガスが溶け込んでいる温泉のこと。湯に入ると、溶けている炭酸ガスが無数の小さな泡となって体につくので「泡の湯」ともいわれる。

わが国の代表的なものには、五味《ごみ》（北海道）、角間《かくま》（長野）、下島《したじま》（岐阜）、入之波《しおのは》（奈良）、嬉野《うれしの》（佐賀）など。

単純炭酸泉の魅力は、のぼせにくく、温度が低くても入浴後に肌がホカホカ温まることだ。これは、炭酸ガスが皮膚や粘膜などの毛細血管を拡張して、血液の循環を高めてくれるからだ。

バブル（泡）のご利益にあやかって、疲れた体をケアしよう。

尻歩きゲームで遊べば家族みんながリラックス

せっかく休日に子どもと遊んでも、月曜日にグッタリしてしまっていては休日の意味がない。

文字通り、お尻で歩いて早さを競う尻歩きゲームなら、遊びにも疲労回復にもなり、一石二鳥。

床に座って、両足をつけて前に伸ばす。両手も足と水平になるように、前に伸ばす。この姿勢で腰と手を前後に動かし、ゴールまで前進する。なるべく肩が上下したり、頭が揺れたりしないように動くこと。

尻歩きをすると、下半身の筋肉を使うので、全身の血液の循環が促進され、疲労回復にはもってこい。また、この動きは、小腸や大腸の後ろ側にある筋肉や、骨盤底部にある骨盤隔膜という筋肉などを鍛えることになる。そのため便秘解消の効果も期待できる。

また、ユーモラスな姿勢が大笑いを誘い、家族でリラックスできる。尻歩きゲームはどこでもできるから、雨の日の休日にもぴったりだ。

プールにプカプカ浮かんでラッコ流ヒーリング

肩こりや腰痛、体のだるさなどの予

防や回復に効果があるとされる水泳。

　チャレンジしたいけれど、泳げないし、女性の場合は泳いだあとの化粧直しも面倒……というなら、ラッコのように浮く方法はどうだろう。

　泳げないという人は、ビート板を使えば大丈夫。ビート板とは、スイミングスクールなどで使用する浮力の高い板のこと。これにつかまれば、誰だってラクラク浮けるのだ。

　このビート板を胸に抱き抱えるだけで、カナヅチの人も、ラッコのように水面を漂うことができる。

　プールで泳いだり、水のなかを歩いたりするのも十分に爽快だが、浮くことにも、素晴らしい疲労回復の鍵が隠されている。

　まず、浮力によってぷっかり浮くことの解放感がある。水泳のように激しい動きをするわけでもなく、ただ水に浮いているというのは、何ともいえず気持ちがいいもの。

　また、全身が重力から解放されるため、重い頭や体を支えて疲れのたまっている首や腰を休ませるという効果もある。

　しかも、「ラッコ浮き」なら水面に顔をつけないので、化粧直しの必要もほとんどない。

　仕事のストレスで疲れたときには、アフター5に「ラッコ浮き」を試してみよう。

ヒトはなぜ疲れるのか？

「疲れ」といっても、倦怠感、筋肉痛、肩や首のこり、目のかすみ、不眠、イライラ感、無気力など症状は実にさまざま。同じように、その原因も多様だが、疲れはいわば「休みなさい」と体と心が発するサインだ。

私たちの体には疲労を感じるメカニズムがあるが、これは大切な自己防衛システムでもある。

人間の体にはホメオスタシス（恒常性の維持）という異常を補正するシステムがあり、睡眠などの休息で疲れが回復する仕組みになっている。ところが、活動と休息のバランスが悪くなると、エネルギーが不足して乳酸などの疲労物質が蓄積され、疲労を引き起こすことになる。

筋肉や内臓などが疲労すると、その情報が脳に伝えられ、疲労の状態が判断される。その結果、自律神経系や免疫系、内分泌系に、機能を低下させるように指令が出される。

疲れによって生じる痛みや倦怠感などの症状は、体を守るために休息を促すサインなのだ。

第2章

体の部位別 気になる疲れ スッキリ解消法

頭がボーッとするとき

頭をしゃっきりさせるには日曜日も寝坊しないこと

日曜日は、日頃の睡眠不足を補おうとして、のんびりと朝寝坊をする人が多いだろう。しかし、そうしたときに限って、月曜日の朝はなぜか頭がボーッとすると感じたことはないだろうか。

実はそれにはワケがある。

私たちは体内に睡眠・覚醒サイクルをもっている。

これは、長い間につくり上げられた「時刻依存性覚醒作用」と呼ばれるもので、決まった時間に目覚めるようにプログラムされた体内時計のことだ。

ところが、日曜日の朝寝坊はこの睡眠・覚醒リズムを乱してしまう。そのため長く寝たはずなのに、頭はボーッとしてしまうことになる。だから、リズムのことを考えるなら、日曜日といえども、いつもと起床時間を変えずに早く起きたほうがよいことになる。

でも、これでは日頃の睡眠不足が解消できないのでは、と思う人もいるだろう。実は睡眠の働きには、多少睡眠が足りていない程度なら、自分で眠りを深くして補うという作用がある。実際、頭がボーッとするなどの慢性的な睡眠不足を訴えている人の多くは、睡眠時間そのものが足りないのではなく、リズムを乱していることのほうが多いと主張する専門家もいるほどだ。

舌は脳の出先器官　舌体操で頭をリフレッシュ

舌を出し入れする運動には、大脳皮質の萎縮を防ぐ働きがある。

舌の運動を支配する舌下《ぜっか》神経は、頭《ず》蓋骨《がいこつ》に覆われた脳から、頭蓋骨の孔《あな》を通って外に出ている。簡単にいえば、舌下神経は脳に直接つながっているということだ。そのため「舌は脳の出先器官」とまでいわれている。顔の運動を支配する顔面神経、においを脳に伝える嗅《きゅう》神経なども同様だ。

年をとって脳が縮むと、脳に直接つながっている舌下神経が頭蓋骨の内部に引っぱられるようになる。年をとると、舌を動かしにくくなってもつれたり、味を感じにくくなったりするのはこのためだ。

使わないところが衰えるのは、舌も同じ。意識的に舌を動かす舌体操をすれば、脳を刺激して活性化するのに効果がある。

具体的な舌体操の方法は次の通り。まず、鏡を見ながら舌を素早く10回出し入れし、次に舌を左右に5往復させる。時間もかからないので、頭がすっきりしないときは、トイレに行って舌体操をしてみよう。

舌体操を毎日やれば、脳の若さを保

つためにも有効だ。ボケ防止のためにも、折にふれて舌体操をやってみてはいかがだろう。

集中力ダウンは携帯ハーブで解消

ハーブのなかには、気分転換やリフレッシュに役立つものがある。

その代表的なハーブといえば、ローズマリー。脳の機能を促進させ、集中力を高める働きがあるため、今ひとつ頭がスッキリしないときの気付け薬に最適だ。

爽快な香りのペパーミントも、脳の活動を活性化する働きがあるといわれている。さらに、ほのかにレモンの香りがするレモンバームにも脳の働きを高める働きがある。

これらのハーブの効用を最も効果的に利用するためには、エッセンシャルオイル（ハーブから抽出した精油）を使うのが一番。

頭が疲れてきたら、ハンカチに1滴たらして、ちょっと離れた位置から深呼吸すればよい。

また、コーヒーカップを使う方法もある。カップに水か湯を入れて、エッセンシャルオイルを1～2滴加える。仕事中でもコーヒーを飲むふりをして、カップに鼻を近づけて、たちのぼる香りを深々と吸ってみよう。

さわやかな香りが頭の〝ボーッ〟を

さっぱりとり除いてくれるはずだ。

モーニングシャワーで寝ぼけた頭に喝！

寝起きに頭が働かず、ボーッとするのは、自律神経が半分眠ったままになっているからだ。〝ボケボケ〟状態が長引くようなら、ここは一発、外から刺激をあたえて目を覚まさせる必要がある。

起き抜けに手っとり早くできる方法としては、モーニングシャワーがおすすめ。ポイントは「ちょっと熱いかな」と感じる程度の温度で、短時間に切り上げること。自律神経のうち、交感神経を緊張させて、皮膚の血管を収縮させ、頭をスッキリと目覚めさせる。

熱めの湯と冷たい水を交互に使えば、さらに目覚めるスピードもアップ。

水圧はマッサージ効果が得られるぐらい強めのほうが刺激になっていい。水圧を数段階に調整できるシャワーヘッドも出回っているので、これを利用するのもいいだろう。

ただし、この方法は健康な人に限る。血圧の高い人などは急激に血圧が上昇する恐れがあるので注意が必要だ。

噴水と緑のある公園で手軽に脳をリフレッシュ

頭がぼんやりして仕事がはかどらないときは、ちょっとオフィスを抜け出してひと休み。緑が多く、噴水のある公園を目指そう。

　緑の多い場所には、新陳代謝や自然治癒力を高めるマイナスイオンが多く発生している。そのため、ぼんやりした頭を自然にリフレッシュさせる効果があるのだ。

　緑の多い場所は、空気がきれいで適度な湿気もあるので、人は心地よいと感じるもの。気分転換にはもってこいの条件がそろっているので、頭もすがすがしく爽やかになる。

　また、水滴が飛び散るところには、特に高濃度のマイナスイオンが発生するため、緑があって噴水もある公園ならばなお結構。

　一時的にせよマイナスイオンや自然の緑の恩恵にあずかれば、頭も気分もすっきりする。タバコの煙モウモウの喫茶店で時間を気にしながらコーヒーを飲むより、よほど効率がいいうえに安上がりだ。

朝、頭が起きないときはパンよりご飯食が正解

　1日のスタートは朝食にあり。

　起き抜けの脳を活性化させ、冴えない頭を少しでも早く始動させるためにも、ガソリンとなる朝ご飯はしっかりとるように心がけたい。朝食メニューに欠かせないのは、脳を働かせるエネルギーに変わりやすいブドウ糖を多く

含む、パンやご飯などの炭水化物。

忙しい朝は手間のいらないパン食に頼りがちだが、どちらがよいかといえば、パンより断然ご飯のほう。市販のパンの多くはフワフワと空気ばかりで、肝心の炭水化物の小麦粉を少ししか使っていないからだ。さらに、覚醒効果の高いカフェインは、コーヒーより緑茶のほうに多く含まれる。

つまり、一刻も早く頭にエンジンをかけ、ガス欠を起こさずに午前中を乗り切るには、「パン＋コーヒー」より「ご飯＋緑茶」のコンビのほうがベターなのだ。寝不足で頭がボーッ、かつ時間もないときは、コンビニでおにぎりと缶入りの緑茶。コレで決まりだ。

頭が重いとき

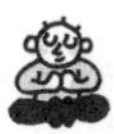

両手ブ～ラブラで重い頭がクリアに

中国の気功法のひとつに、「スワイショウ」と呼ばれる運動がある。「スワイショウ」とは、手をぽいと投げるという意味だ。

これはひたすら両腕を前後に振り続ける〝手振り運動〟で、イライラや肩こり、腰痛、高血圧などの慢性病によく効くとされている。

この運動は頭が重くてスッキリしないときにも効果的だ。

動作はいたって簡単。両足を軽く開

き、足の指で地面をつかむような気持ちで立つ。背筋を伸ばした状態で全身の余分な力を抜き、後ろに両腕を引いて惰力で前に振るパターンを繰り返す。このとき手は開いたままで、後ろに引く腕は、尻の高さからちょっと出るぐらいにして、あまり後方に引き過ぎないことが肝心。

声に出さずに心のなかでカウントしながら行うと、より雑念が払われて、頭を休める効果もアップする。

家でもオフィスでも、思い立ったら即、両手をブラブラしてみよう。同じ動作を100回ほど繰り返すうちに、疲れていた頭が軽くなるのを実感するはずだ。

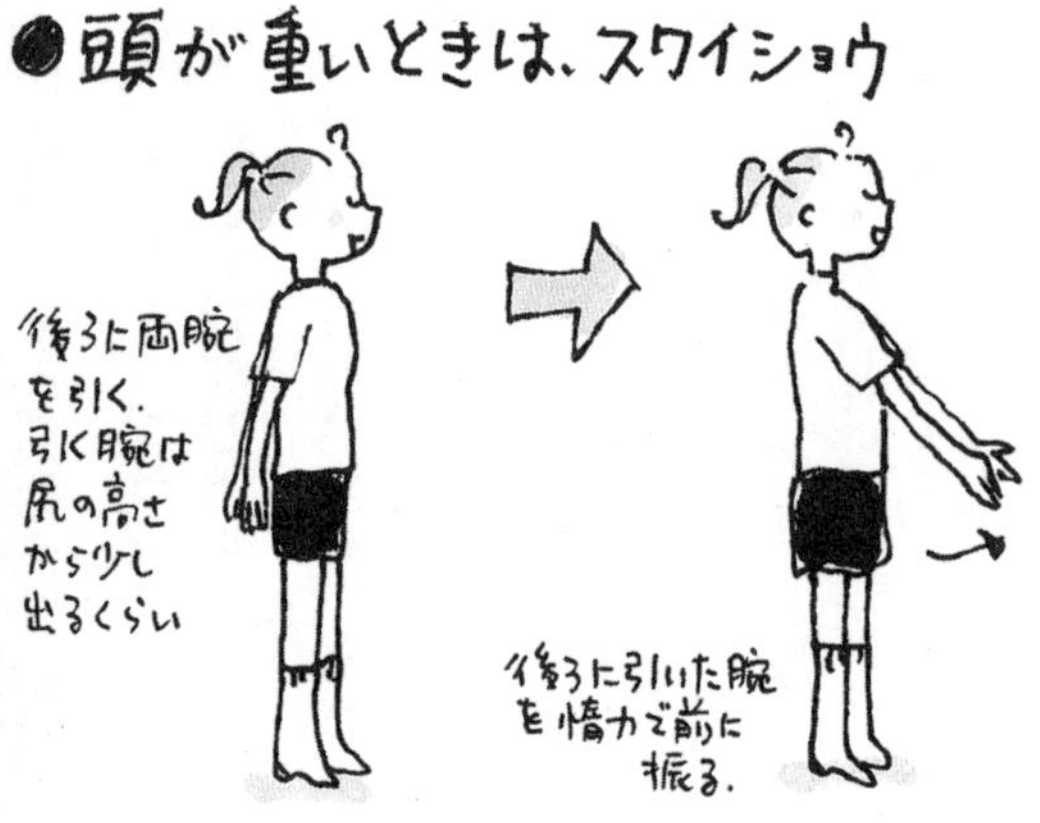
頭が重いときは、スワイショウ
後ろに両腕を引く。引く腕は尻の高さから少し出るくらい
後ろに引いた腕を惰力で前に振る。

頭がズーンと重くなったらトイレにこもってプチ座禅

長時間パソコンに向かっていたり書類に目を通したりしていると、頭の芯がしびれてズーンと重く感じられることがある。

この〝頭ズーン〟状態は、脳の使い方が偏っていることを知らせるサインであることが多い。こんなときは、意識的な活動をいったん中断し、無意識の脳の働きを活性化させて、バランスの修復をはかってみよう。

座禅でも組んで頭を真っ白にするのが究極の回復法だが、オフィスではそれもままならない。

絶対に他人に邪魔されない場所といえば、そう、トイレだ。

ドアを閉めて鍵をかければ、もうそこはあなただけの世界。洋式トイレなら、まずは便座にゆったりと腰かける。和式トイレの場合は、足を肩幅くらい開いて、立ったままで肩の力を抜く。目を閉じて呼吸を整え、しばし無我の境地にひたってみよう。

菩薩の笑顔で、重い頭もリラックス

疲れやストレスで頭が重く感じるときは、往々にして表情も曇りがち。ふとした折りに鏡をのぞき、そこに映った自分の仏頂面にガク然としてしまうということもあるのでは。

こんなときには、ウソでもいいから、鏡に向かってニーッと微笑みかけてみる。「笑いは人の薬」ということわざ通り、笑うことは心の安定や快楽をもたらす脳内物質を増やす効用をもっている。

他愛ない世間話で「アッハッハ」と大笑いするのが一番の特効薬だが、つくり笑いだけでも十分効果がある。頭が重く暗い気分のときでも、笑顔をつくると、表情筋から「うれしい」の信号が伝わるため、脳は緊張を解いてリラックスすることができるのだ。

いってみれば、脳のカン違いのようなものだが、暗い気分のときでも顔が笑えば脳も笑ってくれるはずだ。

みるみる頭が軽くなる手ぐしマッサージ

頭をブラッシングしていると、何となく頭がすっきり軽くなったように感じた経験はないだろうか。

これは頭皮へのマッサージで血行がよくなり、さらに知らず知らずのうちに頭にあるツボを刺激して、脳を活性化させるためだ。

中国に古くから伝わる気功法では、手ぐしで頭髪をとくようにランダムにツボを刺激する「梳頭功《そとうこう》」なるワザがちゃんと存在する。

まずは両手の十指をかぎ状に曲げ、

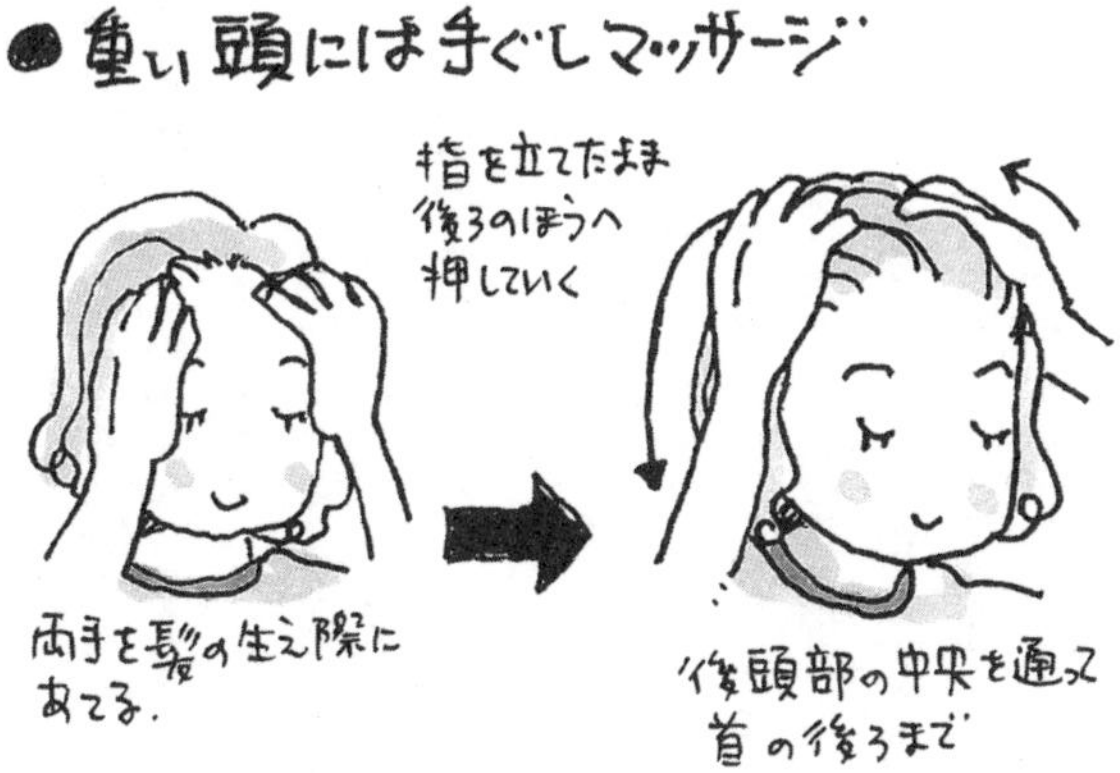

前頭部の髪の生え際にあてる。指先にやや力を入れて、指を立てたまま後ろのほうへ押していき、後頭部の中央を通って首の後ろまで押す。これを15回ほど繰り返す。

一般のツボ療法のように特効地点を探しあてる手間がいらないため、面倒くさがりの人にはうってつけ。

仕事の合間でも、マッサージできる手軽さも捨てがたい。

頭が痛いとき

耳を折り畳む耳ギョーザで末梢神経を温め、頭痛解消

頭痛はホントにアタマがイタイ。頭

痛の原因は病気によるものもあるが、それ以外は今ひとつ明らかではない。脳の血管が循環障害を起こすことが関与しているともいわれている。

頭痛のメカニズムはさておき、頭がズキンときたら鎮痛剤を服用する前に、巷で人気の「耳ギョーザ」にトライしてみよう。

やり方は、息を吹きかけて温めた両手で、耳がギョーザの形になるように、前にやさしく折り畳み、そのまま手で包みこむようにして温める。折り畳むことによる耳たぶへの刺激と温める効果、これらが末梢の血流を促進し、血圧を下げるので頭痛解消につながるのだ。なお、耳ギョウザをするときは、女性の場合、ピアスやイヤリングを外すこともお忘れなく。

キャリアウーマンのための即効頭痛解消法

オフィスにはいつもビシッと決めていくという女性のなかには、なぜか会社にいるとだんだん頭が痛くなってくるという人が多い。

実はこの原因がファッションに隠されている場合がある。例えば、きゅっとまとめたシニヨンに、スタイリッシュな眼鏡。耳元にはキラリと光るピアスやイヤリング。いかにもスキのないキャリアウーマン風スタイルだ。

しかし、ひっつめ過ぎるヘアスタイ

ルは、頭皮の血行障害を起こしやすい。頭皮に直接あたるピンや、頭を締めつけるカチューシャも、これまた同様。

　また、眼鏡は度の合わないものを使用していると、頭痛や肩こりを引き起こす原因になる。ダテ眼鏡もしかり。ちなみにこれは男性にもいえること。

　さらに、留め金のきついイヤリングや、重過ぎるピアスなどをしていると、耳周辺の血の流れが悪くなるため、こめかみのあたりにズキズキした痛みを覚えやすい。

　家にいるときは何でもないのに、会社ではいつも頭痛に悩まされるというあなた。頭が痛いときは、その日のファッションをチェックしてみよう。ピアスをはずしたり、髪のひっつめをやめたりするだけで、頭痛がウソのように解消することも多いはずだ。

頭をポコポコ叩くだけで頭痛が治る!?

　頭部には無数のツボがあるが、最も見つけやすく、かつ即効性のあるのが「百会《ひゃくえ》」と呼ばれる頭頂部のツボ。

　体全体のバランスを調整する「気」の流れが交差する部分にあたり、特に肩こりや目の疲れが原因で起こる頭痛や偏頭痛には、抜群の効き目がある。ツボの位置はほぼ頭のてっぺん。両耳に親指を入れて頭を抱えたときに、中指の先が合う地点と覚えておこう。だ

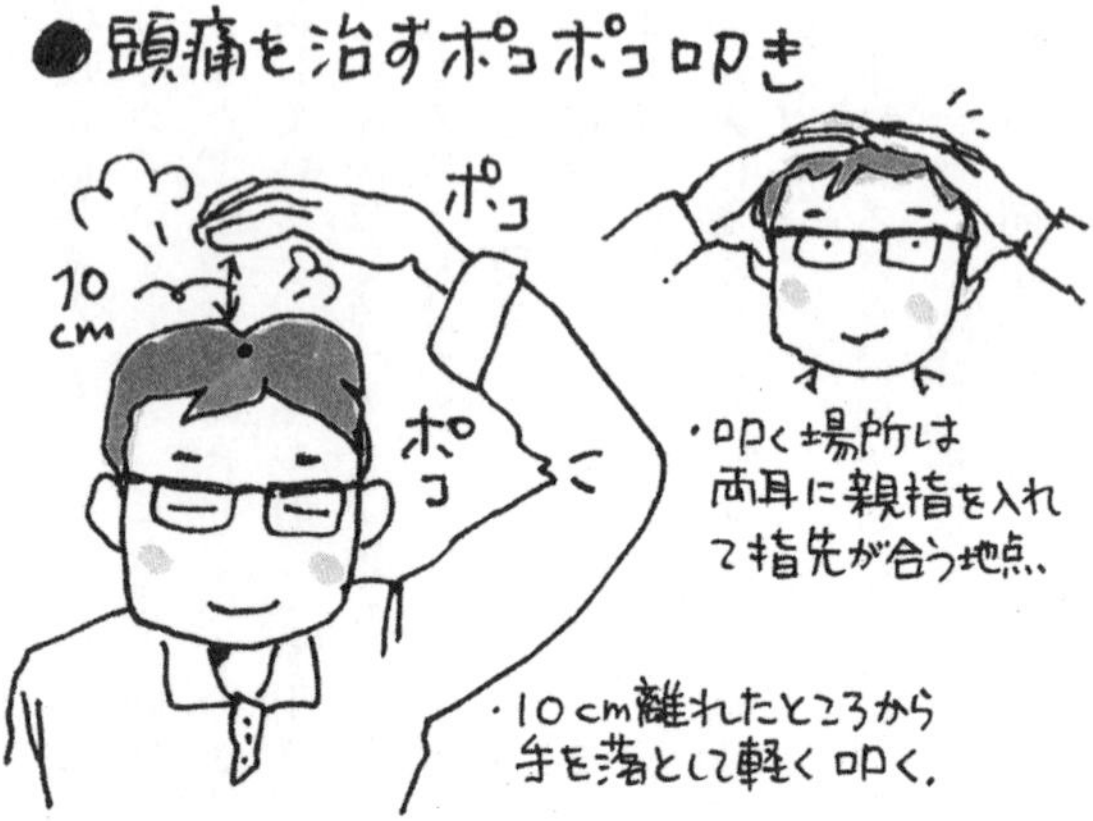
●頭痛を治すポコポコ叩き
ポコ
10cm
ポコ
・叩く場所は両耳に親指を入れて指先が合う地点。
・10cm離れたところから手を落として軽く叩く。

いたいの見当がついたら、手をスプーン型に丸め、10㎝くらい離れたところから手を落として軽く叩く。

これは「経絡叩打法《けいらくこうだ》」と呼ばれる叩く気功法の一種。手のなかに含まれた気がクッションの役目を果たすため、直接ツボを刺激するよりマイルドな効果が得られる。

指圧よりずっと簡単で、ツボビギナーにもとっつきやすいのがありがたい。

物忘れが多いとき

レモンティーの片鼻嗅ぎで物忘れ防止

「感覚の器」といわれる嗅覚。嗅覚は

五感のなかで最もダイレクトに脳を刺激することが明らかになっている。

　視覚や聴覚などの情報は、普通大脳皮質を通じて伝わるが、嗅覚は鼻のなかの嗅細胞から直接大脳の視床や海馬《かいば》という部分に働きかけるからだ。

　この嗅覚を利用して、直接脳を刺激し、物忘れを防ぐのにおすすめなのがレモンティー。

　アロマテラピーでは、レモンのにおいには脳を刺激する効果が高い成分、ピネン、リモネン、フェランドレンなどが含まれているといわれている。これらの成分には脳を刺激して、集中力を高め、記憶力や理解力を向上させる効果があるのだ。

　さらに健康効果をパワーアップするためには、レモンティーを飲む前にもうひと工夫。

　レモンのにおいは、片方の鼻を押さえて、もう一方の鼻で香りを吸い込む片鼻呼吸で嗅いでみよう。呼吸の健康法によれば、片鼻ずつの呼吸は脳への刺激がよりアップするといわれているからだ。

物忘れが多くなったら かんでかんでかみまくれ

　最近、年のせいか物忘れがひどくて……とお悩みの方。記憶力をよくする方法として、よくかんで食べることをおすすめしたい。

マウスを使って行われたいくつかの実験によれば、かたい餌を食べたネズミは、やわらかい餌で育てられたネズミより、危険回避テストや迷路テストで格段に勝る反応を見せるそうだ。

また、臼歯《きゅうし》を削ってかむ力を低下させると、脳のなかの記憶組織が劣化することも明らかにされている。

さらに、唾液中に含まれる「パロチン」と呼ばれるホルモンには、細胞を若返らせる働きがあることも認められている。

つまり、よくかむことは、脳の働きを活性化させるうえで大きなメリットがあるというわけだ。

頭の老化にストップをかけるためには、普段から〝よくかむ食生活〟を心がけたい。

ところで、いくら「よくかめ」といわれても、やわらかい食べ物だと、よくかまずに飲み込んでしまうことが多くなる。そこで、献立には、必ずかたい食品、例えばキャベツの千切りや煮干しなど、自然に咀嚼《そしゃく》回数が増えるようなものを加えるようにしたい。

編み物でせっせと脳をチューニングしよう

物忘れが多くて困っている人には、複雑な手作業も効果がある。「手は外に出ている脳である」の言葉が示す通り、手と脳の働きは密接なつながりがあるからだ。

ピアニスト、陶芸家、画家、美容師など、手先を使う仕事をする人には、80歳を過ぎてもなお現役バリバリのプロが多い。「手を使う人はボケない」との説もあるが、あながちうそではなさそうだ。

手作業のなかでも、特に複雑な手作業は、脳の神経回路を調整し、脳をトレーニングする効果が高い。

最近普及しているパソコンも、複雑な手作業といえばいえなくもないが、より手先に集中できる作業のほうが脳の活性化には望ましい。

例えば、編み棒だけで始められる編み物。せっせと手を動かすうえ、頭を空っぽにして熱中できるので、脳のチューニングにはうってつけといえる。

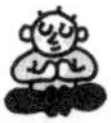

足の指を押せば、記憶力がアップする

足の指には「爪母《そうぼ》」と呼ばれるツボがある。このツボは、記憶力をアップさせるのに効果があることが知られている。爪母が効くのは、腎の気を増進する働きがあるから。東洋医学では、腎の衰えが老化を呼ぶと考えられている。腎の気を高めれば若々しくなり、記憶力もよくなる。

爪母は、爪の生え際の中央から2㎜下にある。5本の指すべてにあるツボなので、どこを押してもＯＫ。

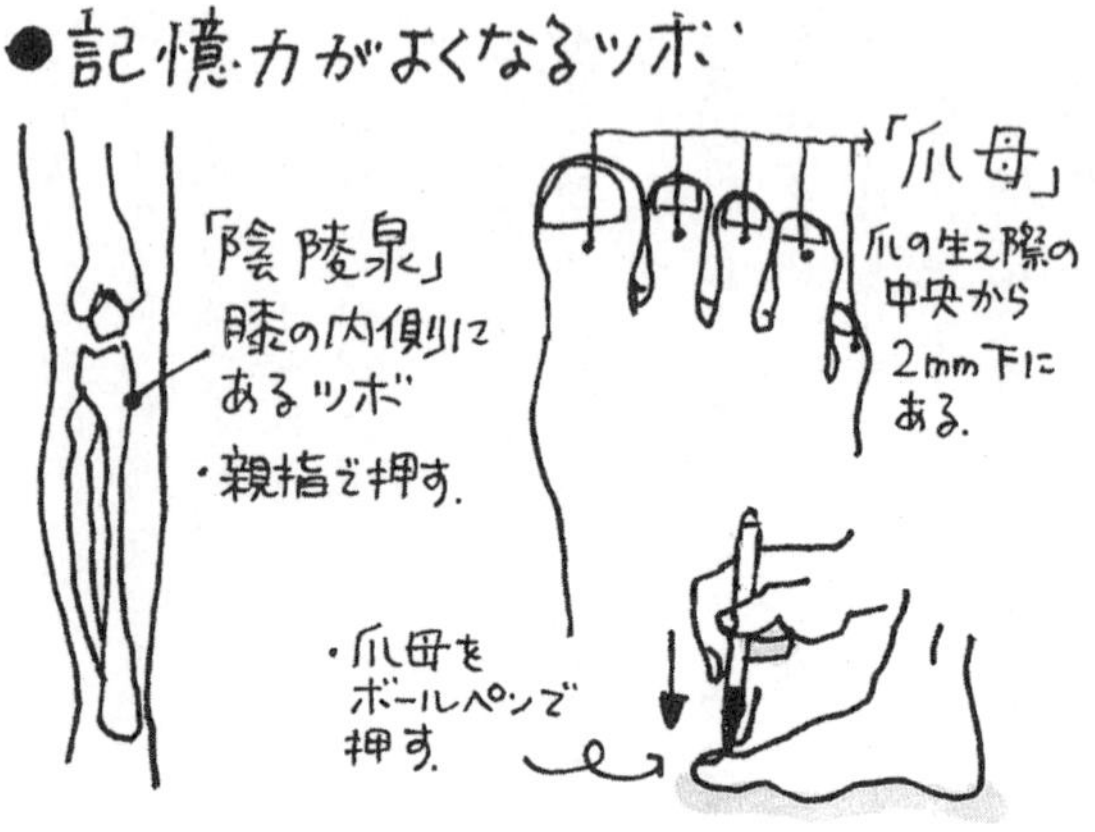
●記憶力がよくなるツボ
「陰陵泉」
膝の内側にあるツボ
・親指で押す.
「爪母」
爪の生え際の中央から2mm下にある.
・爪母をボールペンで押す.

狭い場所なので、指で押すよりも、キャップをしたボールペンの先などを利用したほうが押しやすいだろう。

ボールペンは皮膚に対して直角に置き、やや痛みを感じる程度の強さで押す。5～10秒間押して、2～3秒間休む。これを5～6回繰り返してみよう。

足のツボでは、「陰陵泉《いんりょうせん》」という膝の内側にあるツボも記憶力アップによく効く。骨がふくらんでいるところの下の際にある。

正確なツボの位置を見つけるのはなかなか難かしいが、それほど神経質になる必要はない。その周辺を押してみて、やや痛いが、気持ちよく感じるところがツボになる。

めまいがするとき

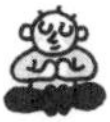

めまいに効果を上げる水分代謝を促す食べ物

漢方の世界では、めまいは水分の代謝が悪いときに起こると考えられている。そのため、めまい解消には水分代謝を促進する食品を食べることがすすめられる。

鶏肉は特にその働きが高く、よく利用されている食品のひとつ。この鶏肉に、血液を補うとされている川芎《せんきゅう》などの漢方生薬を加えためまい対策メニューを紹介しよう。

調理法（1人分）は、まず、鍋のなかに3cm角に切った鶏肉80gと川芎大さじ1杯、当帰《とうき》大さじ4杯、水カップ1・5杯を入れる。弱火にかけて、完全になかまで火を通す。塩、コショウで味つけし、水溶きかたくり粉でとろみをつければできあがり。

簡単にできて、効果が高いだけでなく、味もいいので、ぜひ試してみてほしい。川芎や当帰は漢方薬局や薬膳食材店などで入手することができる。

また、そらまめも水分代謝を促す食品としてよく使われている。そらまめが店頭に出回る時期は初夏の頃と限定されてしまうが、鶏肉にそらまめを加えた料理なら、ダブルの効果が期待できそうだ。

そらまめが手に入らない時期は、小豆や大豆などの豆類でもほぼ同じような効果があるので、代用してみよう。

この他にも、とうがん、とうもろこし、鯉《こい》、どじょうなどが水分代謝を促す食品として漢方ではよく利用されている。

クラッときたら こぶしを握ってツボ刺激

急に立ち上がったり、風呂から上がったとたんになりやすい瞬間的な立ちくらみ症状。

こんなめまいによく効くツボは、意外にも手の甲にある。

「中渚《ちゅうしょ》」というツボで、場所でいうと、

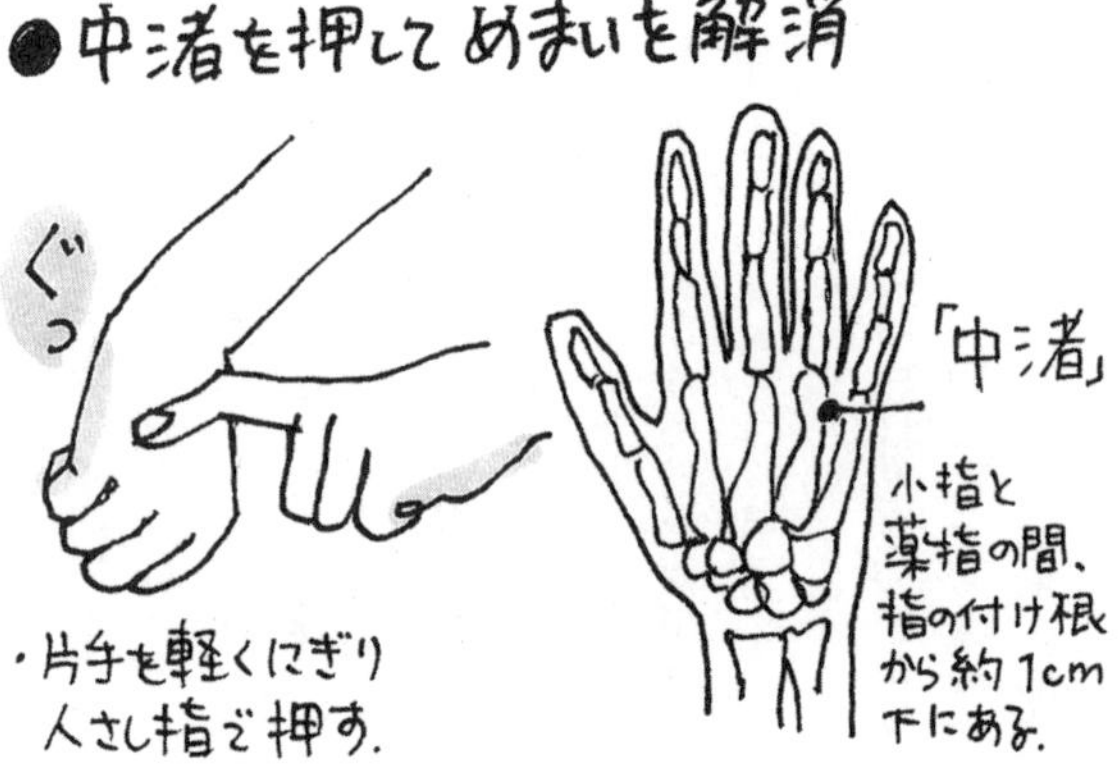

●中渚を押してめまいを解消
ぐっ
「中渚」
小指と
薬指の間、
指の付け根
から約1cm
下にある.
・片手を軽くにぎり
人さし指で押す.

小指と薬指の間、指のつけ根から1㎝ほど下のあたり。ここを走る「三焦経《さんしょうけい》」という経絡《けいらく》は、目の近くのツボに通じているといわれている。

急なめまいに襲われたら、まずは片手のこぶしを軽く握り、もう片方の手の人さし指でこのツボをギューッとひと押し。数回繰り返しているうちに、視界のブレが次第に治まっていくのを実感できるに違いない。

鉄製のフライパンがめまい防止に役立つ?

めまいの原因はいろいろあるが、そのひとつが鉄分の不足からくる貧血によるもの。これは鉄欠乏性貧血と呼ばれるもので、特に女性に多く見られる。よくめまいがするという女性は、この貧血の可能性が高い。

鉄欠乏性貧血は、偏った食生活だけでなく、調理道具が変わってきたことにも大きく関係しているといわれる。

例えば、テフロン加工のフライパンは焦げつきにくく扱いが楽なだけに最近急激に普及しているが、鉄のフライパンのように鍋肌から溶け出す鉄分をとることができない。

この器具そのものから出る鉄分というのが意外にバカにならず、フライパンでの調理1食分につき、2〜4㎎もの差が生じるとのデータもあるほど。数ある栄養素のなかでも、鉄は吸収力が悪く、効率よくとり入れるのが難しいもののひとつ。

食生活を改めると同時に、毎日使う鍋を鉄製に変えれば自然に鉄分の摂取量も増えてくる。たかが鍋と思わずに、チェンジしてみよう。

目がしょぼしょぼするとき

水分をまめに補給すれば疲れ目もキラキラに！

長時間パソコンに向かって仕事やゲームなどをしていると、目が乾いてしょぼしょぼすることがある。

遊びのときはもちろん、どんなに急ぎの仕事を抱えていても、こまめに休憩をとって目を休ませることが必要だ。

ほっと一息つくときは、何か飲み物を飲むと効果はさらにアップする。この理由は、血液の濃縮を防いで目の毛細血管の循環を促すから。特に血液のサラサラ度が低くなる中高年以上の人は心がけるとよいだろう。

飲み物の種類は、コーヒーや緑茶のようにカフェインを多く含むものがベター。苦みの成分であるカフェインには筋肉の収縮を促して、疲れをとる働きがあるからだ。

ところで、目がしょぼしょぼしているときは、体も疲れていることが多い。休憩中には軽い運動をすると、体もスッキリ軽くなると同時に、目の疲れも楽になる。ぜひ、お試しあれ。

目の疲れを瞬時に癒す緑色のマジカルパワー

目が疲れてしょぼしょぼしているときに、木々の緑が文字どおり〝目に染み入る〟ように感じることはないだろうか。

緑色にはもともと、安定や安全をイメージさせ、心身をリラックスさせる効果がある。さらに、自然のさわやかさや新鮮な空気を連想させ、心身をリフレッシュする働きもある。

そのため、緑色は目を癒すときに格好のポイントカラーになってくれる。

窓から外の緑をボーッと眺めてみよう。近くに木がなければ、部屋のなかに観葉植物の鉢を置いて眺めるだけでもいい。

また、いつももち歩くハンカチや休憩用のコーヒーカップなど、目に入りやすい小物をさわやかなグリーンに変えてみるのもひとつの方法だ。

目によいフルーツの王様、ブルーベリー

ヨーロッパでは昔から、ブルーベリーが「食べる目薬」としてよく知られている。

これは、ブルーベリーに含まれるアントシアニンという赤色色素成分の効果によるもの。

疲れ目は、主に網膜の機能が衰えることで起こるが、アントシアニンにはこの働きを高める効果がある。

アントシアニンを含む果物はほかにもあるが、含有量の多さではブルーベリーがダントツ。

ただし、このような効果も24時間たつと消滅してしまうため、効き目を持続させるためには毎日食べることが肝心だ。

生でも加工品でも効果は変わらないので、継続して食べるなら、保存しやすいジャムやジュースなどのほうが便利だろう。

糖分が気になる人には、より手軽なサプリメント（栄養補助食品）でとるという手もある。

目の周りをプッシュすればたちまち目の疲れが解消

デスクワークなどで目が疲れてしょぼしょぼしたら、目の周りを指で押してみるといい。目の疲れに効果のあるツボは、やはり目の周りに集中しているからだ。

特に効果的なのが、眉の上にある「陽白《ようはく》」と、こめかみにある「太陽《たいよう》」と呼ばれるツボ。

これらのツボを刺激すると、目の周りの血行を促して、目の神経や筋肉の働きを活性化し、つらい症状をとり去ってくれる効果がある。

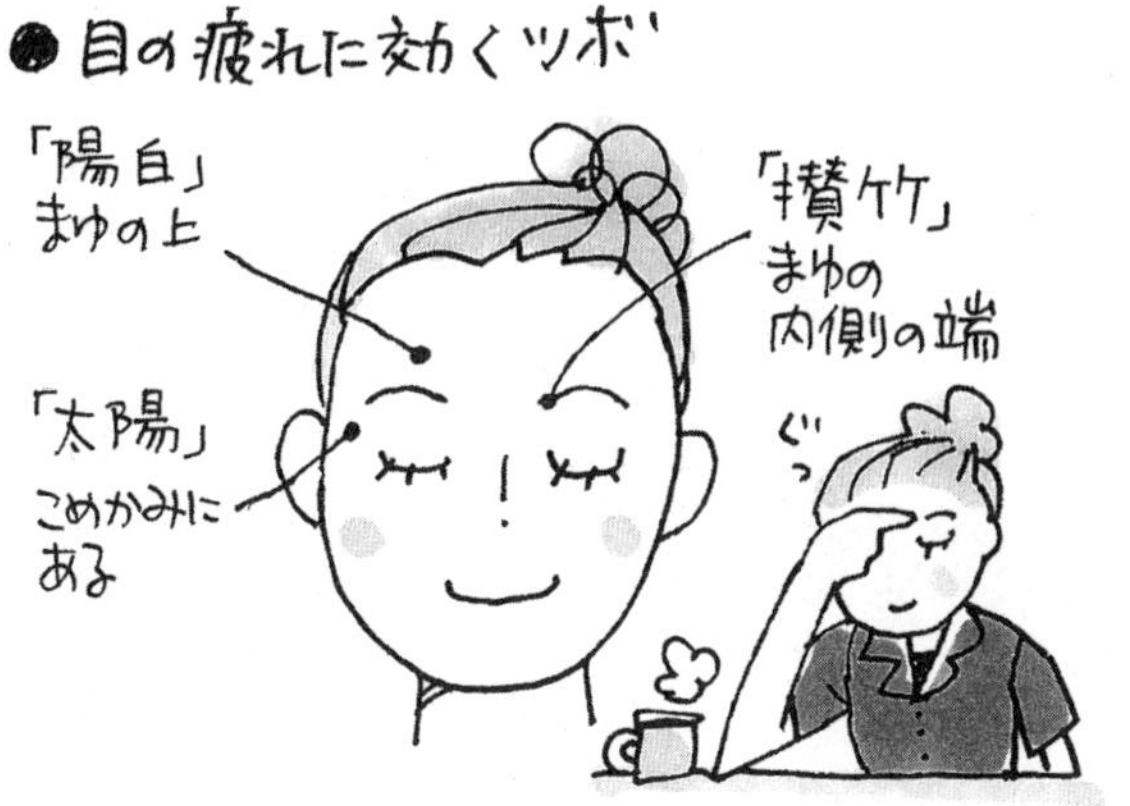
目の疲れに効くツボ
「陽白」
まゆの上
「攅竹」
まゆの
内側の端
「太陽」
こめかみに
ある
ぐっ

また、特に目が充血して、しょぼしょぼするときには、「攅竹《さんちく》」というツボがおすすめ。ツボの位置は、眉毛の内側の端にあるので、机にひじをつき、人さし指と親指で一緒に押してみるといいだろう。

疲れがたまってからでは回復にも時間がかかる。目を使う作業をするときは、1時間に1回ほど「ツボタイム」を設けると効果はテキメンだ。

眼球キョロキョロ体操で〝疲れ目ブス〟を改善

目の筋肉疲労が進んでしまい、しょぼしょぼ度が増すと、自分では疲れていることに気づかないケースもある。

そんなときには、顔全体の表情もどこかこわばっているはず。鏡を見て、視線のすわった〝疲れ目ブス〟になっていたら、こまめに目の周りの筋肉を動かして、イキイキとした表情をつくってみよう。

まず、目を閉じてから思いっ切り開いたり、上下左右に視線を移動させてから止める、という動作を4～5回ずつ行う。

さらに、斜め上や斜め下へ視線を動かすというパターンも加えながら、眼球につながる筋肉のこりを少しずつほぐしていく。

目の周囲の筋肉がほぐれてくると、自然に表情がやわらかくなるとともに、目の疲れもいつの間にかとれているはずだ。

なお、画面の一点だけを集中して見るOA操作をしているときも、意識的に目をキョロキョロ動かすこの運動が非常に効果を上げる。

車内広告チェックで しょぼしょぼ目を解消

疲れるとすぐに目がしょぼしょぼしてくるという人にとって、会社に向かう電車のなかは、目の疲れをとる格好のウォーミングアップタイムになる。

電車のなかから外の風景が見えるのなら、ボーッと窓の外を眺めているのがベスト。それとなく車内でのマン・

ウォッチングを楽しむのもいい。

それだけでは、手もちぶさたで退屈という人におすすめなのが、車内吊り広告のチェック。週刊誌の見出しなどを見ていれば、気がまぎれるはずだ。

ここで重要なポイントは、遠くにあるものにピントを合わせることで、目の筋肉をリラックスさせること。

電車のなかでは、本や雑誌、新聞などを読んでいる人が多いが、これでは目の疲れを加速するだけ。揺れる電車のなかで小さい文字を読むと、ピントを合わせるのに無理がかかり、目を疲れさせてしまう。

目の疲れが気になる人は、さっそく明日から電車のなかで吊り広告チェックを実行してみよう。

疲れ目の究極的解消法は「太陽と月の注視法」

目が疲れたときは、遠くのものを見るといいとよくいわれる。

これがインドのヨーガでは、「太陽と月の注視法」という、なんともロマンチックな名称に変わる。インドに昔から伝わる正式な方法は、日の出か日没の時刻に、地平線に近い太陽か月を、目を大きく開いて見るというもの。しばらく見つめて涙がこぼれてきたら、目を閉じてじっと休む。一方の目を手でふさいで、片目ずつ行ってもよい。

この方法には、目の血行を促し、筋

肉疲労を解消して、目をスッキリさせる効果があるという。

ただし、都会に住む人は地平線そのものを目にすることが至難のワザ。日の出とともに起きる生活も、決して現実的とはいえないだろう。

そんな人は、夜空を見上げながら星で応用してみよう。残業で遅くなった日や、酒に酔って帰る道すがらに行うようにするといいだろう。

目がかすむとき

〝食べる眼鏡〟タウリンで目のかすみを解消

最近、目のかすみが気になるという人におすすめなのが牡蛎《かき》。牡蛎に多く含まれるアミノ酸の一種であるタウリンには、視力を正常に保つ働きがある。タウリンは「食べる眼鏡」の異名をもつほど、効果の高い栄養素だ。

牡蛎が嫌いな人は、いわし、タコ、いか、えびなどにも含まれているので、これらの食品で代用してもいいだろう。

また、「タウリン配合」をウリにする市販のスタミナドリンクが多いことからもわかる通り、タウリンは全身の疲労回復にも効果がある。

そのため、疲れからくる一時的な目のかすみにも役立つ。

今晩から牡蛎や魚介類中心の献立にチェンジしてみてはいかがだろうか。

レバー・にんじん・ゴマは目に効く黄金の食品

視界がボヤーッとかすむ原因はいろいろあるが、そのひとつが栄養不足。

特に、ビタミンAは目の機能をアップする強力な働きがあるので、積極的にとるようにしたい。

ビタミンAの豊富な食べ物といえば、なんといってもレバー。なかでも鶏のレバーは、豚や牛に比べて含有量で一段勝る。

ビタミンAと同じ働きをもつカロチンは、にんじんなどに多く含まれる。ビタミンAは油が加わると吸収率がぐんとアップするので、煮物よりも炒め物にしたほうがベター。

また、ゴマにたっぷり含まれるビタミンB6には、視神経の働きを活発にする効用がある。

鶏のレバーをにんじんと炒めて、仕上げにゴマをパラリ。目のかすみがひどいときには、こんな黄金のトライアングルメニューを試してみよう。

目の痛みを感じるとき

湯気のたちこめる風呂があなたの目を癒す

目を使い過ぎて、目の奥が痛いときは、風呂に入って体を温めてみよう。

目が痛いときは、冷やしてクールダ

ウンするといいように思いがちだが、それはあくまでも一時的なもの。炎症を鎮める効果はあるが、根本的に解消するためには温めるのが基本。

ぬるめの風呂にゆっくり入って体を温めれば、目の筋肉もほぐれてくる。目の使い過ぎによって生じた痛みが、少しずつ消えていくのを実感できるだろう。風呂場には湯気がたちこめているので、ドライアイによる目の痛みにも有効だ。疲れていて、風呂に入るのも面倒というときは、シャワーを浴びるだけでもよい。

また、目だけホットパックで温めるという方法もある。水にぬらして絞ったハンドタオルを電子レンジで1分ほど温めて、目を閉じたまぶたの上にのせる。

いずれも単純なワザだが、驚くほど効果があるので、ぜひお試しを。

ドライアイ対策はまばたき連発戦法で

パソコンなどを使った、一点凝視型の作業をしているとき、人間の目は自然とまばたきの回数が少なくなる。私たちは普通、1分間に平均して20～30回まばたきをするが、コンピュータでデータ入力をしているときは、7回程度に落ちるといわれている。

まばたきの回数が減ると、目を保護している涙の分泌量も減り、目の表面が乾いて目が痛い、ごろごろするといった不快な症状を感じるようになる。

このようなドライアイによる痛みの最善かつ簡単な解決策は、まばたきの回数を意識的に増やして、涙の分泌量を増やすこと。

目が乾いてきたら、すかさず両目をパチクリパチクリしてみる。パチクリやってもなかなか涙が出ないときは、目薬で潤してもよい。

髪のトラブルが起きたとき

頭モミモミ運動で抜け毛にストップをかける

ブラッシングやシャンプーをしている途中、何かの拍子でいつもより髪がたくさん抜けて、思わずギョッとしてしまうことがある。

ツムジや生え際のあたりが気になる男性だと、髪を洗うのもついおそるおそるということになりがちだが、これではかえって新たな抜け毛の原因になりやすい。

それは、頭皮への適度な刺激は、血液の循環を促して髪に栄養をあたえ、脱毛や切れ毛を予防するうえで効果があるからだ。

だから、シャンプーのときに、洗髪といっしょに頭皮を手のひらや指で円を描くようにもんで、マッサージしてみよう。これだけでも抜け毛を防ぐのに十分に効果がある。

健康な人間の髪は、1日60本平均で抜け落ちるといわれる。

たまたまたくさん抜けたように見えても、自然のサイクルに従った抜け毛の場合もある。神経質になり過ぎると、ストレスから抜け毛が増える恐れもあるので気をつけよう。

髪がパサついてきたら足の裏のツボをギューッ

髪のパサつき、枝毛などが気になり出すと、どうしても頭部のみに関心が集中しがち。実はこれらの悩みによく効くツボが足にあるといったら、驚く人もいるかもしれない。


足の裏側、親指のつけ根にある「湧《ゆう》泉点足裏《せんてんそくり》」のツボがそれ。ここを刺激すれば腎臓の機能が高まり、自律神経の働きが活発になる。体のなかを活性化させて、髪もイキイキ、ツヤツヤにさせるという寸法だ。

とにかく髪の傷みに歯止めをかけたいという人は試してみる価値がある効果の高い方法。

なお、足の裏では、気が向いたときにいつでも押せないから不便という人には、手の甲側で、手首の関節の中央にある「陽池《ようち》」がおすすめ。ここならいつでも気楽に押すことができる。このツボは指で押しても効きにくいので、ツメで刺激するといいだろう。

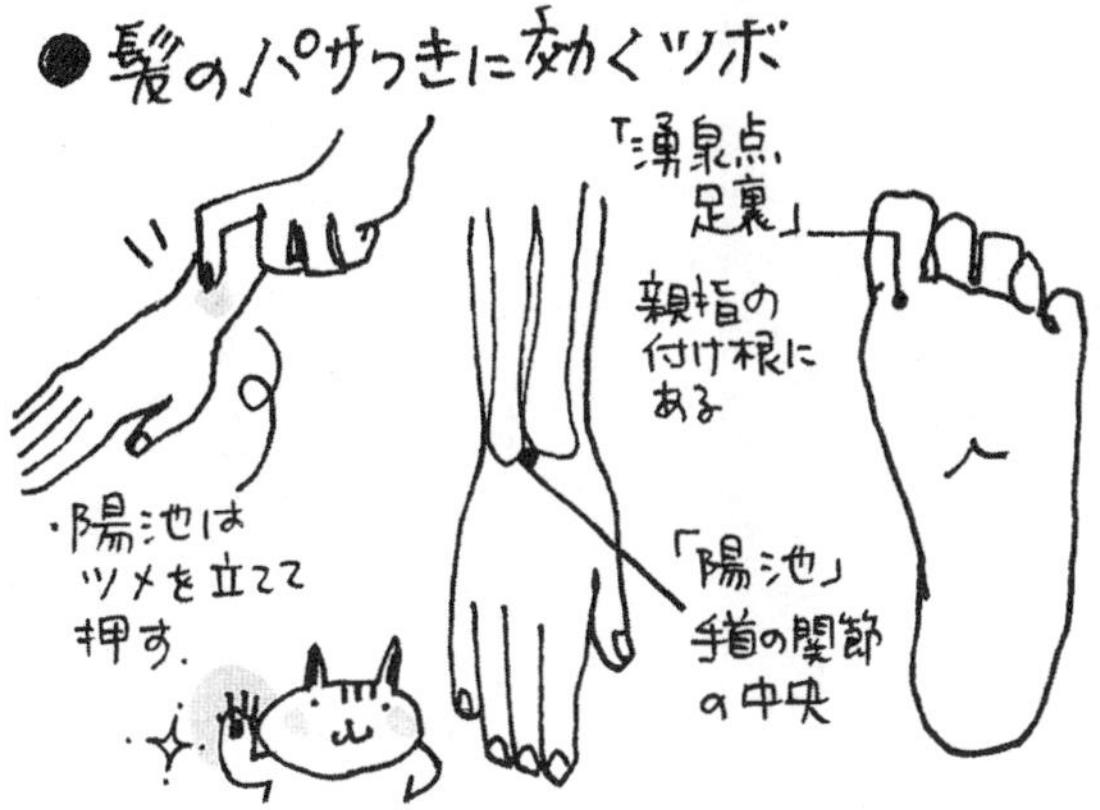
●髪のパサつきに効くツボ
「湧泉点、足裏」
親指の付け根にある
・陽池はツメを立てて押す。
「陽池」
手首の関節の中央

オリーブオイルを使ってつややかな黒髪に

イタメシブーム以後、日本の食生活にもすっかり定着した感のあるオリーブオイル。

普段は食用油として使う機会が多いが、地中海沿岸地方では昔から肌や髪のトリートメント剤として使われてきた歴史がある。

クレオパトラのつややかな黒髪も、オリーブオイルによって保たれていたと聞けば、つい試してみたくもなる。

抜群の保湿力に加え、市販のトリートメントのように香料や化学物質が入っていない分、肌にやさしいのがうれしい。ただし、料理用に使っているオリーブオイルをそのまま使うのは考えもの。特にエキストラ・バージンオイルは、肌への刺激が強いので、美容用にはおすすめできない。

トリートメント用に使うなら、薬局で売られているものを使うようにしよう。こちらのほうがずっと安いうえ、髪専用につくられているため、安心して使用できる。

肌荒れが気になるとき

歯ブラシ指圧で疲れた肌も元気復活

肌が乾燥してカサカサしているときは、まず歯ブラシを1本用意してほしい。この歯ブラシが肌の疲れ回復に効果抜群のツボ療法に役立ってくれるのである。

肌荒れに有効なツボは「曲池《きょくち》」と「手三里《てのさんり》」の2か所。曲池は、ひじの内側にできる横ジワ上の親指側の端。手三里は曲池から指の幅2本分下に位置する。

このあたりを押してみて、快いしびれや痛みを感じる場所にあたったら、そこを歯ブラシの柄の先の部分でグッと押さえ込む。

どうしてもツボが見つからないときは、そのあたりをよく観察してみよう。赤みを帯びてザラザラしていたり、カ

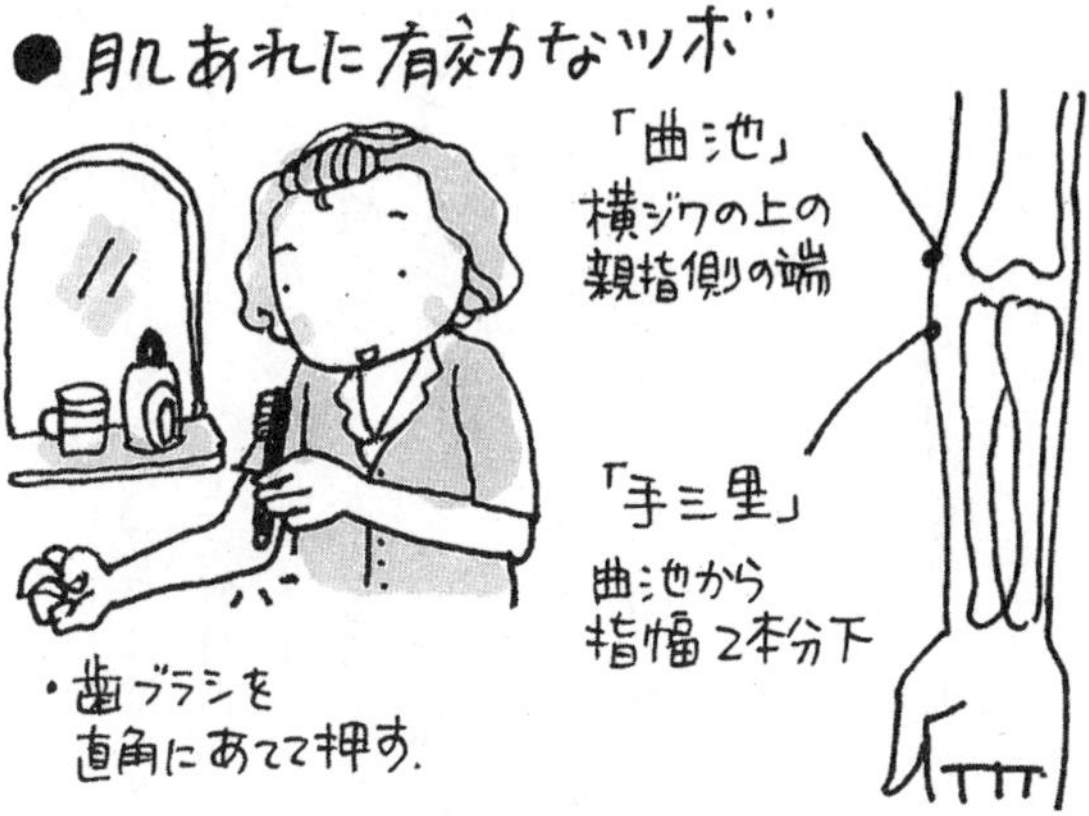
●肌あれに有効なツボ
「曲池」
横ジワの上の
親指側の端
「手三里」
曲池から
指幅2本分下
・歯ブラシを
直角にあてて押す.

サカサしているところがツボだ。

　就寝前の歯磨きが終わったあとに、その歯ブラシをもったまま、ツボを押す習慣をつけるのもいい。それを日課にすれば、あなたはいつもしっとりお肌になるはずだ。

肌のカサつきはゴマドリンクで治す！

　中国の女性には、健康的ですべすべした肌の持ち主が多いといわれている。そんな中国で、昔から美肌にうってつけの食材とされてきたのがゴマ。

　かの西太后は肌のなめらかさを保つためにゴマを欠かさなかったというし、今も女性の間ではゴマとはちみつ入りの飲み物が〝美肌ドリンク〟として愛飲されている。

栄養面から見ても、ゴマには別名「老化防止ビタミン」とも呼ばれるビタミンEがたっぷり。血行をよくするリノール酸も多く含んでいるので、きれいな肌をつくるには、ゴマは最強の食べ物なのだ。

毎日欠かさずにとるためにおすすめしたいのが、家庭で手軽につくれるゴマ茶だ。

つくり方は、10gほどのゴマをコップ1杯程度の水で煎じるだけ。

香りもよく、毎日飲むうちに肌がみるみるつややかになっていくのが実感できる。

香りのよいみかん湯でお肌つるっつる

〝こたつでみかん〟は冬の楽しみのひとつ。食べ終わったあと、山盛りに残った皮は捨てずにとっておきたい。みかんの皮には美肌効果の高いペクチン質が豊富。これを利用しない手はない。

おすすめなのは、みかんの皮を入浴剤代わりに使う方法。昔から日本では、しょうぶ湯のように季節に応じた天然の入浴剤を楽しむ風習があるが、みかん湯もそのひとつ。

みかんの皮をそのまま布袋などに入れてお風呂に浮かべて入浴すれば、さわやかなみかんの香りがたちこめ、リラックス効果も上々。

皮が多く残ったときに天日で乾燥させておけば、いつでも好きなときにみかん湯としゃれこめる。

みかんのほかに、絞ったあとのレモンを使うレモン湯も、肌をなめらかにしてくれるうえ、脱色作用のあるクエン酸の働きによって美白効果が期待できる。

なお、みかんやレモンの皮は無農薬のノーワックスのものを選ぶようにしたい。

ゆで卵マッサージで玉の肌に変身

ツルリとむいたゆで卵のように、つやつやの肌になれたら……。

そんな願いがこめられているかどうかは定かではないが、気功法では美肌づくりに効果の高いマッサージ法として、実際にゆで卵を使う方法が紹介されている。

用意するのは、大きさがそろったカラつきのゆで卵2個。それぞれ片手にひとつずつもち、ゆっくり呼吸をしながら顔の上を卵でなぞっていく。

次に、卵の端を使って、目頭や小鼻のわき、口の両わきにあるツボを軽くマッサージ。

息を吸うときは、卵からよい〝気〟が皮膚に吸収されるイメージを、息を吐くときは老廃物や悪い〝気〟を卵に吸収させるイメージを思い描くのがポイント。

ちなみに、〝気の交流〟を高めるために卵は必ず土鍋を使ってゆで、使い終わったあとは食べずに捨てるのが原則とされている。ちょっともったいないが、玉の肌を手に入れるためには、この程度の投資は安いものだろう。

美肌成分が詰まった海藻をどんどん食べよう

のり、わかめ、こんぶといった海藻には、血液を浄化する作用のあるビタミンやミネラルがたっぷり。体のなかから美肌をつくるおすすめ食品だ。

さらにありがたいのは、食物繊維が群を抜いて豊富なこと。普段便秘がちで肌が荒れやすい人にとっては、海藻類は究極の美容食といえるだろう。

海藻グループのなかでも、ビタミン、ミネラル、食物繊維のバランスと豊富さでいえば、なんといってもこんぶがピカ一。特に根元の部分には、肌をつややかにするこれらの栄養素がより凝縮された形で詰まっている。

いくら肌によくても、毎日こんぶは食べたくないというなら、水を入れたコップに根こんぶを漬けて一晩おき、翌朝にエキスのしみ出た水を飲むといい。このこんぶは煮物やあえ物に使って、無駄にすることなく食べるようにしよう。

「の」の字洗いで肌をやさしく洗おう

顔に限らず、皮膚を強くこすることは肌にとってダメージが大きい。

入浴中は、つい必要以上にゴシゴシやってしまいがちだが、肌をいたわるためには〝やさしく、なでるように〟洗うのが基本。

顔や体を洗うときの手の動きは、直線ではなく、「の」の字を書く要領でやさしくこするのがポイントだ。

こうすることでマッサージ効果が高まると同時に、皮膚への刺激も軽減できる。

洗うタイミングにも気をつけたい。浴槽につかって体が温まってくると、徐々に毛穴が開いてくる。同時に、汚れや脂分が皮膚から浮き上がり、古くなった角質もやわらかになる。

肌にとっての〝洗いどき〟は、まさにこの状態。このときを逃さず、「の」の字洗いを実行してみよう。

ヌルヌル系根菜は美肌の強力な助っ人

スタミナ食として知られるやまいもは、肌を潤す作用にもすぐれている。

やまいものヌルヌルには、滋養・強壮効果のあるムチンをはじめとする酵素成分が豊富。

これらの成分は細胞を活性化させ、

新陳代謝を高める働きがあり、荒れた肌もスベスベにしてくれる。

ちなみに、胃腸を丈夫にしたり、消化を促進する働きにもすぐれているため、便秘からくる肌荒れ予防にも効果的だ。

同じヌルヌル系の根菜でも、特に顔のつやがすぐれないときにすすめたいのが、ビタミンCやミネラルを豊富に含むれんこん。

血行をよくしたり、体の代謝力を高めたりといった薬効は、すでに漢方の分野でも立証ずみだ。

どちらも見かけは武骨ながら、肌にとっては頼もしい助っ人。特に女性は積極的につきあうようにしたい。

化粧のノリをよくする究極の一手とは

ホルモンの分泌を乱すストレスは、肌にとっていいことなし。そうとわかってはいても、ストレスの元凶、不安や悩みなどは一朝一夕で解決できないことが多い。

そこで、ホルモンの調子を整えるとっておきのツボを覚えておこう。応急的な肌の回復に役立つ。

そのツボは、指先と手首にある。

指先のツボは「関衝《かんしょう》」と呼ばれ、薬指の爪のつけ根に位置する。手首のツボ「陽池《ようち》」は手の甲側で、手首の関節の真ん中。

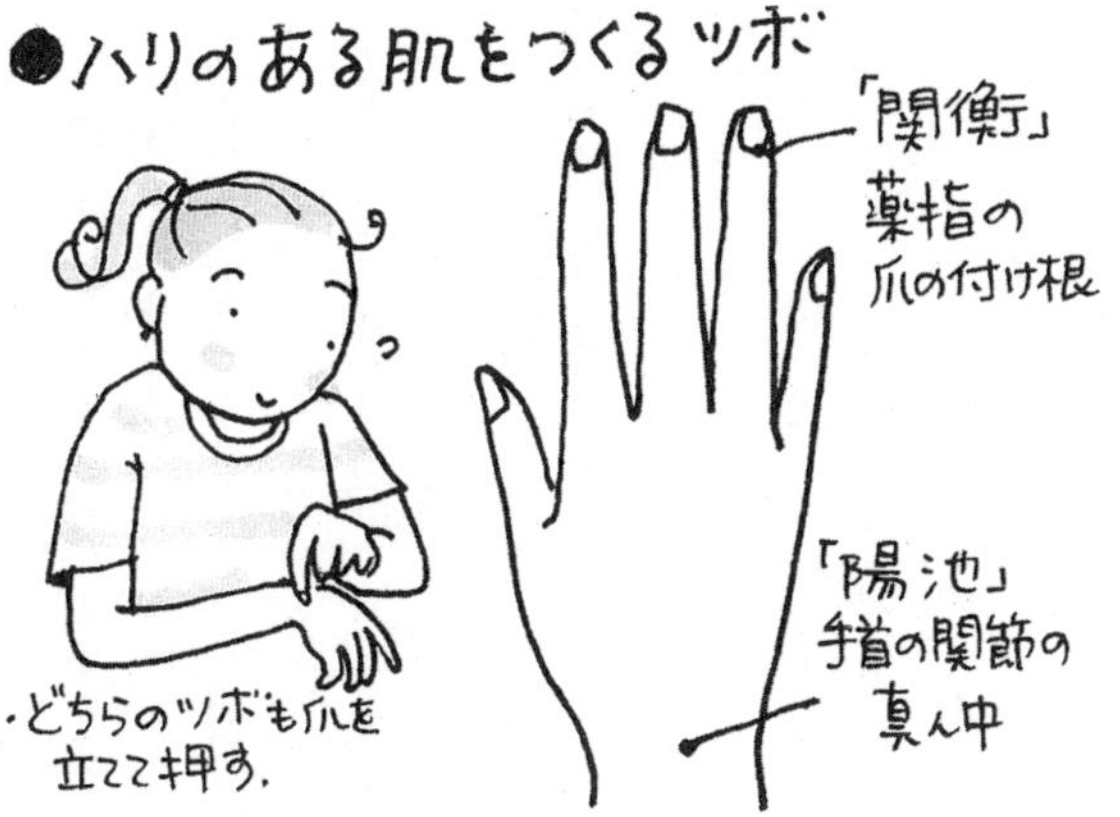
●ハリのある肌をつくるツボ
「関衝」
薬指の
爪の付け根
「陽池」
手首の関節の
真ん中
・どちらのツボも爪を
立てて押す.

どちらも指圧では刺激が伝わりにくい部分なので、爪を立てて押すのがベター。

ホルモンの不調が改善されれば、肌にハリが戻ってぐっとイキイキした表情になる。「化粧のノリが悪くて、ますますイライラ」の悪循環からは、ひとまず解放されるだろう。

酢風呂や酒風呂でしっとり、もち肌に

世界三大美人のひとり楊貴妃が、酒風呂を愛用していたのは有名な話。これは美肌キープのためにほかならない。

酒に含まれているアルコール分には、毛穴の脂肪や老廃物などの汚れを溶か

す働きがある。

酒入りの風呂が肌にいいとされるのも、毛穴の奥まですっきり掃除されて、皮膚呼吸が活発になるためだ。酒風呂に使う酒は、安いものでOK。

また、酒の代わりに酢を入れる酢風呂でも、同様の効果が得られる。

どちらもコップ3杯程度を湯船に張ったお湯に混ぜる。多めに使っても体に害はないが、あまり多過ぎるとにおいがきつくなる。

効果のほどは、入浴後の浴槽の汚れ具合を見れば一目瞭然。この汚れこそが、毛穴から出てきた汚れなのだ。

掃除が少々面倒だが、湯上がりのしっとり感にはきっと満足がいくはずだ。

シミ、ソバカスができたとき

美白美人を目指すなら召しませ、ヨーグルト

ヨーグルトの本場ブルガリアでは、高齢になってもシミの少ない〝色白美人〟が目立つ。

それもそのはず、ヨーグルトは良質のタンパク質やカルシウム、ビタミンB2を豊富に含む健康食品。これらの栄養素には肌を美しく生まれ変わらせる働きがある。

さらに、ヨーグルトには新陳代謝を活発にする乳酸菌が多く含まれているため、肌の老化を体のなかから食い止

める効果もある。

現在の日本人全体のヨーグルト摂取量は、とても本場の比ではない。いつまでも若々しい肌を保ちたいなら、もっとせっせと食べたほうがよい食品のひとつといえるだろう。

ちなみに、ブルガリア人は1人当たり、1年間に約28㎏のヨーグルトを食べているという。これを1日に換算すれば約78g。目安にしてみてはどうだろうか。

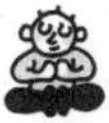

気になるソバカスは“小豆パフ”でマッサージ

「医食同源」の中国では、昔から小豆が肌によい薬として使われてきた。この小豆が、実はソバカスの撃退にも効果があるといわれている。

といっても、この場合は食べるのではなく、外用薬代わりに利用する。

まず、から炒りしてから細かくすった小豆を、小豆の半量弱の米ぬかと一緒に清潔な布袋に詰める。次に、袋の口をしっかり縛って熱湯に浸してから軽く絞る。

この小豆パフで1日2~3回肌をやさしくこすっていると、あら不思議。ソバカスがだんだん目立たなくなるという。

科学的根拠は今ひとつはっきりしないが、長い経験からそういい伝えられているので、試しにやってみてほしい。

なお、この小豆パフは使い回しは利かない。毎回から炒りして、つくり直すことが必要だ。

いも類のビタミンCでソバカスとサヨナラ

ソバカスは皮膚の内側にメラニン色素が沈着することによって起こる現象。遺伝的要素が強いともいわれているが、家系だからといってあきらめるのはまだ早い。

メラニン色素の沈着を防ぐには、ビタミンCが有効というのはよくいわれること。ビタミンCは新陳代謝を高める働きもあるので、肌をきれいにするためには、ダブルの効果が期待できる。

そこで、ビタミンCをたくさんとるためにおすすめしたいのが、じゃがいもやさつまいもなどのいも類だ。

ビタミンCはご存じのように、野菜や果物にも多く含まれている。

しかし、ビタミンCは水溶性ビタミンなので、野菜を水で洗ったり、加熱する際に損失しやすい。また、果物の場合は、ビタミンCが多い半面、糖分が多くてカロリーが高いため、たくさん食べるのは肥満のもと。

そこで、いも類の出番だ。いも類のビタミンCはデンプン質でカバーされているので、時間をかけて加熱しても、野菜よりずっと損失量は少ない。

ソバカスができやすい人は、ぜひと

もいもを食べてほしい。

腕がだるいとき

ちょっと一服のついでにタバコの火で即席灸治療

腕のだるさや鈍い痛みによく効くツボがある。ひじの内側にできる横ジワの親指側の端から指幅2本分下。強く押すと痛みを感じる「手三里《てのさんり》」と呼ばれるポイントだ。

押すだけでも効果はあるが、しびれにも似た慢性のだるさであれば、灸による温熱刺激のほうが高い効果が期待できる。

とはいえ、ツボの見極めでさえなか

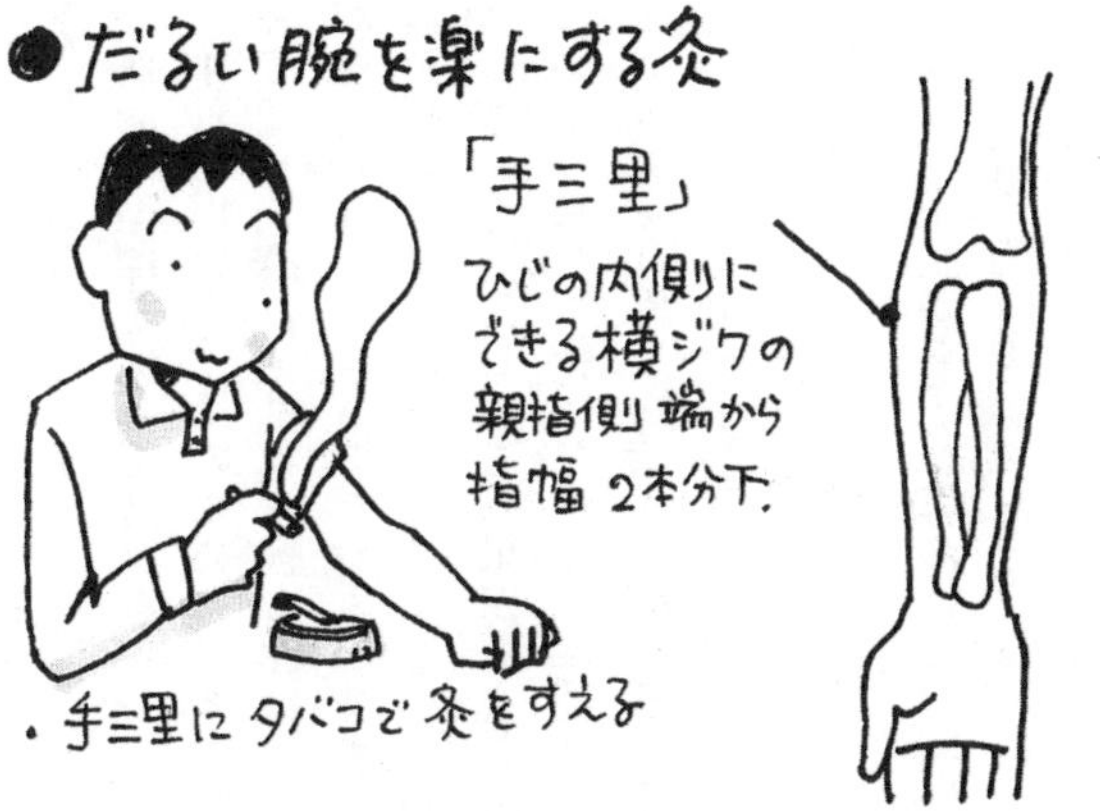
●だるい腕を楽にする灸
「手三里」
ひじの内側にできる横ジワの親指側端から指幅2本分下
・手三里にタバコで灸をすえる

なか大変なのに、本格的な灸となれば二の足を踏んでしまいがち。

温熱刺激は、タバコの火を近づけるだけでも得られるので、ちょっと一服の合間に試してみてはどうだろう。ただし、無理はしないこと。熱いのを我慢して長時間火を近づけて、やけどなどしないようにご注意を。

お手軽なタオル温湿布で腕の疲れが解消できる

重いものをもったりした後は腕に筋肉痛が起きることがある。これとは少し違う、ジーンと鈍い痛みやだるさを覚えるような腕のだるさは、ずっと同じ姿勢で作業をしたり、寒さで身を縮めて歩いた後などに、血行不良を起こすことであらわれやすい。

血液の循環を促して疲れをとるようにすればいいが、そのためにはまず温めること。蒸しタオルを腕に巻いて温湿布をすれば、徐々にだるさが消えて、腕も軽く感じられるようになる。

しばらく湿布しても効果があらわれないようなら、乾いたタオルに使い捨てカイロを包んで、上から軽く縛っておいてもよい。（ただし、低温やけどしないように、熱いと感じたらすぐにとり外すこと）

なお、上腕から手首にかけての広い範囲が重く感じるようなときは、ぬるめのお湯につかって全身を温めたほうが効果は早くあらわれる。

疲れた腕のケアは手とひじのプチ入浴で

腕がだるいなと思っても、ケアせずに放っておくとだんだんひどくなり、やがて全身の疲れを引き起こすことにもなりかねない。

手っとり早く解消する方法は入浴だが、ゆっくり入っている時間がないときは、せめて手やひじだけでもお湯につけて温めておきたいところ。

洗面器に40℃前後のお湯を張り、手首から先を入れて10分ほど置く。お湯の中で指を動かすようにすると、より血行促進に効果がある。

ひじ浴の場合は、腕を折り曲げてひじの部分をお湯につける。

お湯のなかにローマンカモミールやペパーミントなどのハーブオイルをたらせば、ちょっとしたプチハーブ浴の気分も味わえる。

好きな音楽でも聴きながら行えば、リラックスできるのでより効果的。

肩こりがつらいとき

バスタオルエクササイズで肩がぐんと軽くなる

肩こりの原因のひとつは、筋肉が緊張した状態が長く続くことによって起こる血行障害。肩こりを解消する第一

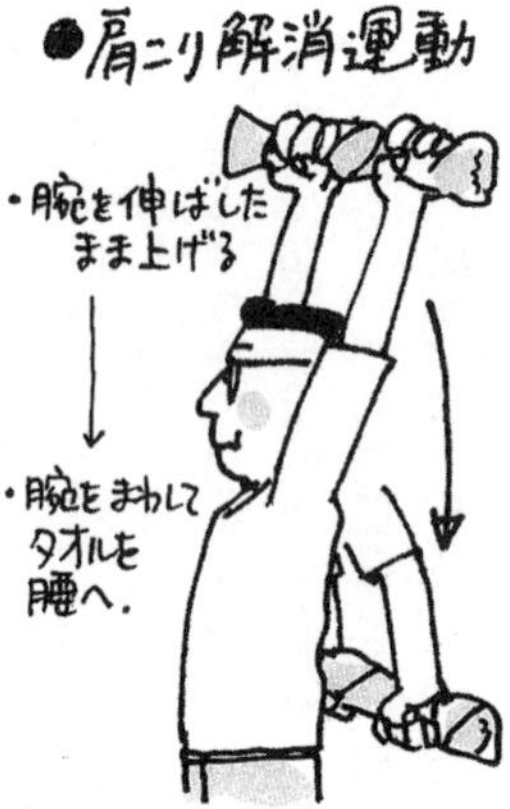
●肩こり解消運動
・腕を伸ばしたまま上げる
・腕をまわしてタオルを腰へ.

の方法は、こまめに肩や首を動かして、血行を促すことだ。

とっておきの方法としておすすめしたいのが、どこの家庭にもあるバスタオルを利用したタオルエクササイズ。

バスタオルの両端を両手で握り、腕を伸ばしたまま上に持ち上げる。頭の上まで上げたら、腕を回してタオルを背中から腰のところまで下ろしていく。タオルは常にピンと張った状態にしておくこと。

体が慣れてきたら、タオルをもつ手幅を徐々に狭くしていくとよい。

ホットシャワーで打たせ湯効果を満喫

肩がパンパンにこっていると、痛くて、とても叩いたり、もんだり、動かしたりする気になれない……ということがある。

こりもここまで重症になれば、まずは全身の血のめぐりをよくすることが早道。それには、なんといっても入浴が一番手っとり早い。

肩こり緩和のための入浴は、ぬるめのお湯が原則。10分ほど半身浴をして十分に体を温め、血液の循環を促す。体がポカポカしてきたら、今度は42～43℃の熱いシャワーをこっている部分にあてて、軽く動かしながら〝打たせ湯〟を。

シャワーヘッドを水圧調節可能なタイプに付け替えれば、こりの度合いに応じてマッサージに強弱もつけられる。

ツボ押しの必殺グッズ つまようじの束でツンツン

肩こりにはツボ指圧が効果的。ただし、こりが肩から背中にかけて広がっている場合は、ツボを押そうにも指に力が入らないこともある。

こんなときのために、簡単なツボ押し器をつくっておくと重宝する。

こりによく効くのは、先の細いものを使った〝ピンポイント〟刺激。そこで、「つまようじ製ツボ押し器」の出番だ。

つくり方はいたって簡単。ようじを20本ほど用意し、まとめて輪ゴムで束ねるだけ。とがった先のほうをこっている部分に向け、2～3回ずつツンツンとたたく。

指圧とはまた一味違った快い刺激があり、かつ広い部分を一度にカバーできるので便利。

敏感肌の人は肌を痛めることもある

ので、ハンカチや薄いタオルなどをあてた上からツンツンと刺激するといいだろう。

肩に効くツボの集中地帯　足の甲を攻める！

ツボ療法では、一般的に、痛みのある場所そのものと、そこから離れてはいても、同じ系統に属するツボの両方を刺激する。

足には、いろいろな内臓と関連する特に重要なツボが集まっているが、肩こりにとっても例外ではない。

首筋の血行をよくするには、足の部分が狙い目だ。

足の甲の部分に位置する「足臨泣《あしのりんきゅう》」や、親指の爪の生え際にある「隠白《いんぱく》」など、いくつかの特効ポイントが集まっているが、最初はあまり難しく考えずにその付近をトントン叩いて刺激してみよう。

叩いているうちに、特定の「イタ気持ちイイ」部分に行きあたる。その地点を、今度は指の爪を立てぎみにして

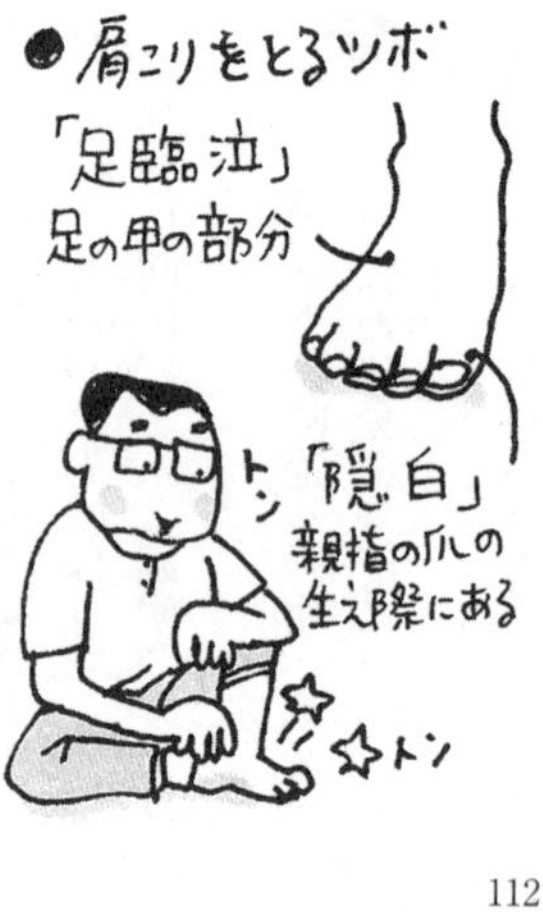
●肩こりをとるツボ
「足臨泣」
足の甲の部分
トン
「隠白」
親指の爪の生え際にある
トン

押してみる。

叩いたり押したりを繰り返しているうちに、肩が不思議なぐらい軽くなっているのに気がつくだろう。

肩こり解消には なんてったってクロール！

肩こりには、スポーツも効果がある。とはいえ、あまり激しいスポーツは、かえって筋肉の炎症を起こす原因にもなりかねない。その点、浮力を利用して楽に体を動かせる水泳は、負担をかけずに、肩こり解消に効果を上げる点で理想的だ。

なかでも、腕や肩をよく使う泳ぎ方がベター。腕をフル回転させるクロールは、特に高い効果が期待できる。逆方向に腕を回す背泳と組み合わせれば、さらに肩や腕をまんべんなく動かすことができる。

ただし、急に冷たい水に入って体を動かすと、逆に筋肉を痛めてしまうことになる。

プールに入る前は、あらかじめ簡単な体操やストレッチで、体を温めておくことを忘れずに。

なお、水泳は、肩こり解消だけでなく、予防にも有効だ。

貼っても効く！ 梅ぼしの鎮痛効果

梅ぼしには、すぐれた解熱・鎮痛効

果があり、古くから痛みを鎮めるための民間薬として珍重されきた。

　この鎮痛作用、肩こりに対しては、外用薬として用いると有効に働く。

　ガーゼなどの薄い布にほぐした梅肉を塗り、痛む部分に貼りつけておくだけでOK。しばらくすると、しつこい肩のこりがスーッと消えていくのを実感するはずだ。

　なお、梅ぼしの薬効を十分に活かすには、保存料や防腐剤が添加されていない梅ぼしを使うのが望ましい。

　最近人気のふっくらした〝減塩〟タイプは、この点で不合格。どちらかというと見栄えが悪い、カリカリの塩だけで漬けた昔ながらの梅ぼしのほうが薬用向きといえそうだ。

窓拭きしながら肩こりをほぐす奥の手

　肩こりには、肩の血行を促す運動が有効だが、それは家事をしながらだってできる。特に腕を大きく動かす窓拭きや、ぞうきんがけ、掃除機かけなどは、立派な肩こり解消エクササイズになる。

　窓拭きやぞうきんがけをするときは、腕をできるだけ遠くまで伸ばして、テンポよく動かすこと。利き腕だけでなく、もう一方の腕も交互に使い、一方向だけでなく、円を描いたり上下に拭いたりして、動きにバリエーションをつけるとよい。

掃除機をかけるときも、腕を思いっ切り伸ばしたり、縮めたりしながらかけてみよう。

こうすると肩の筋肉をまんべんなく使うことになるので、血行がよくなり、肩こりも自然に楽になる。

お金がかからず、肩もスッキリ、おまけに家中ピカピカと、まさにいいことずくめのエクササイズだ。

レスラーになったつもり？ ブリッジで肩こりを撃退

肩と首のこりは、たいていの場合セットでやってくる。

人間の体のなかで一番重いのは、いうまでもなく頭の部分。4～5kgもの重さを弱い首の力で支えているわけだから、首周りや肩の筋肉に強いられる緊張度は相当なもの。

逆にいえば、頭を支える土台づくりをしっかり行えば、首や肩のこりを解消できることにもなる。

とはいっても、現在の肩こりをすぐには解消できないんでしょ？　というあなた。ごく短期間で首周りの筋力を鍛える方法がある。それが、レスラー・ブリッジだ。あお向けに寝た状態から膝を立て、腰から背中の部分を浮かせてブリッジの姿勢をとる。

手はつかないのが原則だが、きついようなら最初はひじで支え、徐々に手

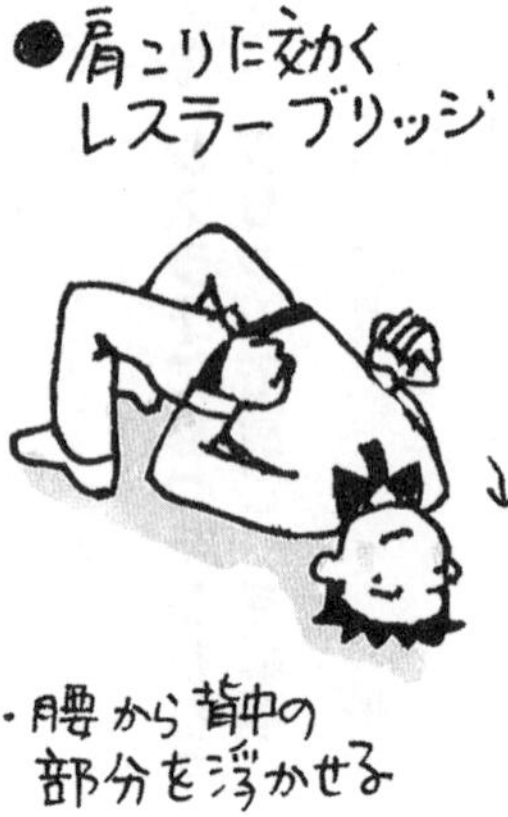
●肩こりに効く
レスラーブリッジ
・腰から背中の
部分を浮かせる

を離すようにしてもかまわない。とにかく無理をしないことが大切だ。

　このレスラー・ブリッジは、長時間のデスクワークが多い人には、特におすすめしたい運動のひとつ。

　机に向かっているときは前傾姿勢になるので、首から肩の筋肉が緊張して、肩こりになりやすい。ブリッジをすると、いつもの前傾姿勢とは逆の姿勢をとることになるので、首から肩の緊張をほぐす効果がある。

優雅に肩こりを治すのなら ハーブティーで決まり

　肩を叩いたりもんだりするのは、今ひとつエレガントとはいいがたい。

　もっとおしゃれに、優雅に肩こりをほぐしたいという人には、ハーブティーをおすすめしたい。

　血行促進に効果的なハーブは、スパイシーな香りのジュニパーベリーや、ピリッとした辛みのあるヤロウ。

　痛みを抑える作用のあるローズマリーやローマンカモミールとのブレンド

なら、さらに肩こり解消に役立つ。

胃腸の調子が悪いときは肩もこりやすいため、整腸作用のあるサマーセイボリーや、消化促進を助けるタイムを組み合わせるのも一考。

ただし、腎臓病、高血圧、妊娠中の人は、体に合わないことがあるので避けること。長期に渡って飲み続けたり、大量に飲むのもやめたほうがいい。

肩こりをほぐすには ふたりでマッサージが一番

マッサージには肩の筋肉の緊張をほぐし、血行をよくする効果がある。

それも、ひとりでマッサージするより、パートナーにやってもらうほうが手の届きにくい背中の部分までマッサージできるので効果も高い。

ふたりでするマッサージの基本は、相手をいたわりながら、やさしく、ソフトに行うこと。

また、大切なのは、いきなりマッサージを始めずに、まずマッサージする場所全体を手のひらでしっかり押さえてあげること。「これからこの部分をマッサージしますよ」と相手に知らせるためだ。これで相手も心の準備ができて、リラックスしてマッサージを受けることができる。

刺激に敏感な肩甲骨《けんこうこつ》のあたりは、指で強く押すのを避け、手のひらや手首のような〝面〟を使ってもみほぐす。

気持ちよさや不快感は、遠慮せずにお互いに伝え合うことも大切だ。

肩に疲れをためない枕のオキテとは……

目が覚めた早々から肩がひどくこって、首周りも痛い……。

こんな症状が毎日続くようなら、原因は枕にある可能性が高い。

よい枕の条件は「寝ている状態でも、立っているときのような自然な姿勢が保てること」。

高過ぎる枕や低過ぎる枕では首や肩に負担がかかり、筋肉を夜通し緊張させ続けてしまうことになる。

体形や骨格には個人差があるため、最適な枕の高さは人によって違う。いろいろな枕を試してみてもしっくり合わず、首周りに疲れが残るようなら、デパートの寝具売場などで注文できるオーダーメイド枕がおすすめだ。

専門のピローフィッターが頸椎《けいつい》のカーブや首の長さを測ってくれるので、自分にピッタリ合う高さの枕をつくることができる。

ギューッと耳を引っ張れば肩もホッとリラックス

人間の耳には、全身の各器官に反応するツボが多く集まっている。

実際に耳をしばらくマッサージしていると、全身がポカポカとほどよく温まり、筋肉の緊張が解けていくのがよくわかるはず。

より劇的な効果を得るためには、耳をつかんで左右にギューッと引っ張る刺激法がある。ゆっくり鼻から息を吸いながら5秒間引っ張り、鼻か口から息を吐きながら力を抜く動作を10回ほど繰り返す。

とても簡単なうえ、どこでもできるので、仕事の合間などにも最適。

肩が痛むとき

うっかり寝違えには バスタオルで簡単ギプス

目が覚めて首や肩を動かした瞬間、昨日まではなかったはずの〝グギッ〟という不吉な痛みが……。

こうした寝違えは、不自然な姿勢を長時間にわたってとり続けていて、筋肉が炎症を起こしたために生じるもの。

よく起こる場所は首の後ろから肩にかけて。

応急処置としては、湿布などで冷やし、動かさないようにして炎症を鎮めること。

いわゆる〝こり〟の症状とは違うので、もんだり叩いたりするのは、かえって逆効果になる。

最もいいのは、肩や首に湿布剤を貼って、その上からバスタオルをギプス代わりに巻いておくこと。

こうすることで、湿布剤を固定すると効果も高くなる。

五十肩の痛みは とうがらし湿布で癒す

「五十肩」とは、50歳前後の人に起きやすい肩の痛みのこと。理由はまだはっきりとしていないが、肩関節周囲の腱の炎症によるものであろうといわれている。

炎症が起きているときは、冷湿布をして冷やすことが必要。炎症が起きていないときは、保温して筋肉のこわばりをとり除くようにする。

この温めるときに有効なのがとうがらし湿布だ。とうがらしは香辛料のなかでも、特に血行を促して体を温める働きが強い食品。

まず、とうがらしをすり鉢やフードプロセッサーなどで粉状にしてから、ご飯を混ぜてこねる。ガーゼに伸ばして、痛いところにペタン。これだけで、次第に肩が温まって、痛みもやわらいでくる。

背中がこるとき

「お手手ぶ～らぶら」で 背中のこりもスッキリ

まるで重い荷物を背負っているかのように、広範囲にわたって背中にこりを感じることがある。

こんなときはマッサージが最適。とはいっても、背中ばかりは自分でマッサージができないが、代わりに手の届く部分にあるツボを刺激することによって、不快な鈍痛をなだめることができる。

まずは、手首から先の力を抜いて、少し強めにブラブラ振ってみる。これだけで、手首にある「太淵《たいえん》」と呼ばれるツボを刺激することができる。

親指と人さし指の骨の分岐点にある「合谷《ごうこく》」を、ギュッと指で押し込むのも効果的。

合谷はどんな痛みにも効果のある「万能ツボ」として有名な場所。

また、内臓の異常からくる背中の不快感には、「少海《しょうかい》」というツボの指圧がよく効く。少海は、ひじの内側にできる横ジワ上で、小指側の末端にある。

その周辺を押すと、ズーンとしびれるような刺激に行きあたるから、すぐにわかるはず。

押したときの感触からして、いかにも効きそうなツボだ。

●背中のこりに効くツボ

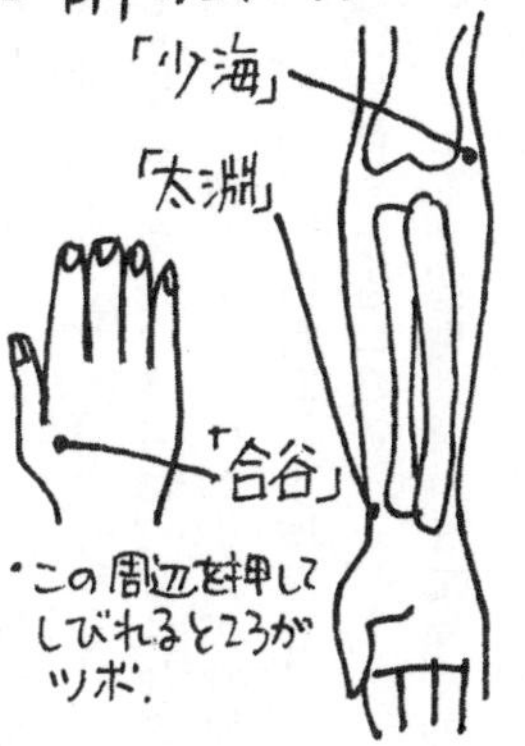
「少海」
「太淵」
「合谷」
・この周辺を押して
しびれるところが
ツボ．

背中のこりは ゴルフボールで一発解消

ツボ指圧の基本は、ツボに対して垂直に圧力をかけること。しかし、自分で自分の背中を押すとなると、これは相当体がやわらかいか、手が長くないと困難。

そこで、〝ひとり指圧〟の奥の手として、ゴルフボールを使う方法をご紹介しよう。

まずあお向けに寝て、ゴルフボールを背中の下に入れる。痛む部分にゴルフボールがあたるようにして、そのまゆっくりと体の力を抜いて、全体重をかけていく。

これだけでも、かなりイタ気持ちよくて「ウーン効いている……」という感じがするはずだ。さらに、軽く体を前後左右に動かすと、ローリングの刺激も加わって、自動あんま機など目じゃない気持ちよさになる。

ゴロゴロした感触が強過ぎて痛く感じられるようなら、背中の下に1枚バスタオルをはさんでから横になるといい。とにかく抜群の効果なので、ぜひ試してみてほしい。

角を見つけたら、すかさず「背中かい〜の」のポーズ

背中のストレッチや指圧は家でするものかと思えば、さにあらず。仕事中

でも、こりを感じたら即実行。このまめまめしさが、疲れをためない秘訣でもある。

だからといって、何も大げさに構えることはない。ものを拾うときは、なるべく足を曲げずに前かがみになって、さりげなく背筋のストレッチを。

高いところにあるものをとるときでも、背伸びをせずに、できるだけ手を伸ばしてとるようにすれば、背中の筋肉をほぐすのに効果がある。

コピー機やキャビネットには、寄りかかるフリをして角に背中をあてて、コリコリとツボ刺激。

仕事中だからといって、机にかじりついてばかりいては、こりもいっこうに解消されない。利用できるものはすべて利用するつもりで、オフィスにいながらストレッチ&指圧を実践してしまおう。

柱をつかんで背中の簡単ストレッチ

ずっと同じ姿勢をとっているときに感じる背中の鈍い痛み。こんなときには前傾姿勢ストレッチを行うと、一時的にどんよりとした痛みが消えるのがわかる。これは、疲労した筋肉がストレッチによって癒されるためだ。

まず、立った姿勢から前かがみになり、両手をダランと足のほうまで下げて、背中を伸ばすようにする。これだけで背中が伸びてスッキリする。ただし反動はつけないこと。また、無理に手を床につけなくてもＯＫ。できる範囲でやってみよう。

体がかたくて屈伸がつらい人は、手近な柱につかまって背中を伸ばすストレッチをするといい。

両手で柱を抱えるようにもち、首を前に倒して、その体勢のまま体重だけはゆっくりと後ろにかけていく。背中が十分に伸びていることを意識して行おう。

なお、ストレッチを行うときは、呼吸を止めると体に力が入ってしまうため、必ず呼吸をしながら行うことが大切だ。

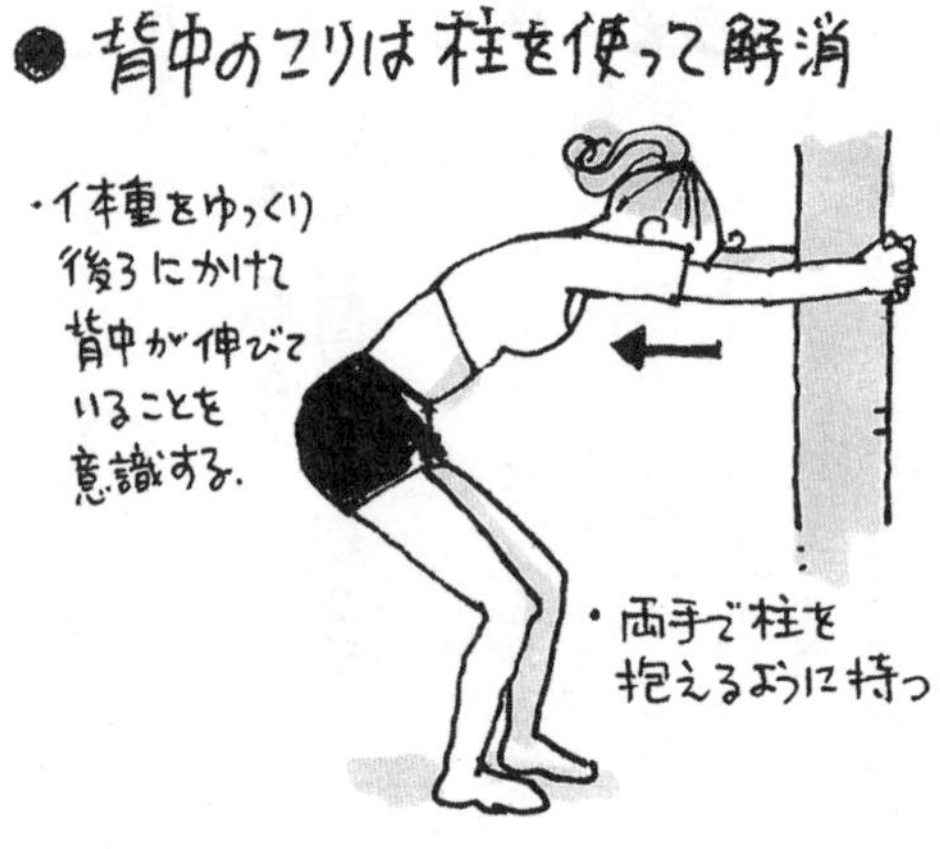

背中のこりは柱を使って解消
・体重をゆっくり後ろにかけて背中が伸びていることを意識する。
・両手で柱を抱えるように持つ

コリコリの鉄の肩甲骨をフワフワにチェンジ！

肩も首もバリバリ、パンパン。背中は鉄板でも入っているようにこっているというときは、肩甲骨《けんこうこつ》の周りをほぐしてみよう。

肩甲骨とは、背中上部の左右にある三角形の大きな骨。肩甲骨の周辺には小さな筋肉が集まっているが、実は、それらの筋肉の緊張が背中のこりの犯人ということが多いのだ。

肩甲骨の周りのこりをほぐすには、背もたれ部分が動くオフィスの椅子が役に立つ。

椅子に座って腕で背もたれをはさむ。このとき肩甲骨を体からはがすイメージで行うといい。

足をまっすぐ伸ばした姿勢で背もたれに寄りかかって伸びをしたら、そのままググッと体重をかけて肩甲骨を背もたれに押しつける。

こうすれば、肩甲骨だけでなく肩の周りの筋肉もほぐれて、背中のこりは軽くなるだろう。

広範囲の背中のこりは〝じっくり浴〟でほぐす

キューッと刺し込むような痛みはないが、背中全体がぼんやりとだるい。こんな広範囲にわたるこりには、じわじわ温めてほぐす〝じっくり浴〟がおすすめ。

浴槽に入るときは、38℃前後のぬるめのお湯からスタート。まめに追い焚きをしながら、20分ほどかけて徐々に温度を上げていく。

41~42℃まで上がったところで、追い炊きはストップ。そのまましばらくつかって体を芯まで温める。

体の表面だけでなく、なかまで温まるので、全身の血行が促されて、背中の痛みを楽にしてくれる。

また、〝じっくり浴〟に入浴剤を使うときは、炭酸ガス系が有効。湯に入れると炭酸ガスが発生して、肌から吸収したガスが毛細血管を拡張して血行を促進する。

炭酸ガス系入浴剤は少しずつじんわりと効いてくるので、からすの行水では効果が上がりにくい。〝じっくり浴〟向きなのだ。ただ、時間をかける分、無理なくこりをほぐすことができるが、せっかちな人にはちょっとつらいかもしれない。退屈しのぎに小説でも用意してみては。

腰が痛いとき

椅子を使い回して簡単3分ストレッチ

腰が痛いときは、立ち上がるのさえおっくうに感じてしまうことがある。そこで、まずおすすめしたいのが、椅子に腰かけたままでもできる軽いストレッチ体操。

座ったままの姿勢で、顔と上体を横に向けながら、腰をひねって10〜20秒静止する。勢いをつけてひねると、逆に筋肉を痛めてしまうので、ゆっくり、そろ〜り動かすのが原則。

左右のツイストがすんだら、椅子に深く腰かけ直し、手を頭の後ろに回して前に体を傾けていく。腰が伸び切ったところで10秒から20秒静止。

だいぶ腰が楽になったなと思ったら、立ち上がる。椅子の背もたれに手をかけて前屈し、腰を90度に曲げて、ストレッチの仕上げをする。

いずれのストレッチも、呼吸は止め

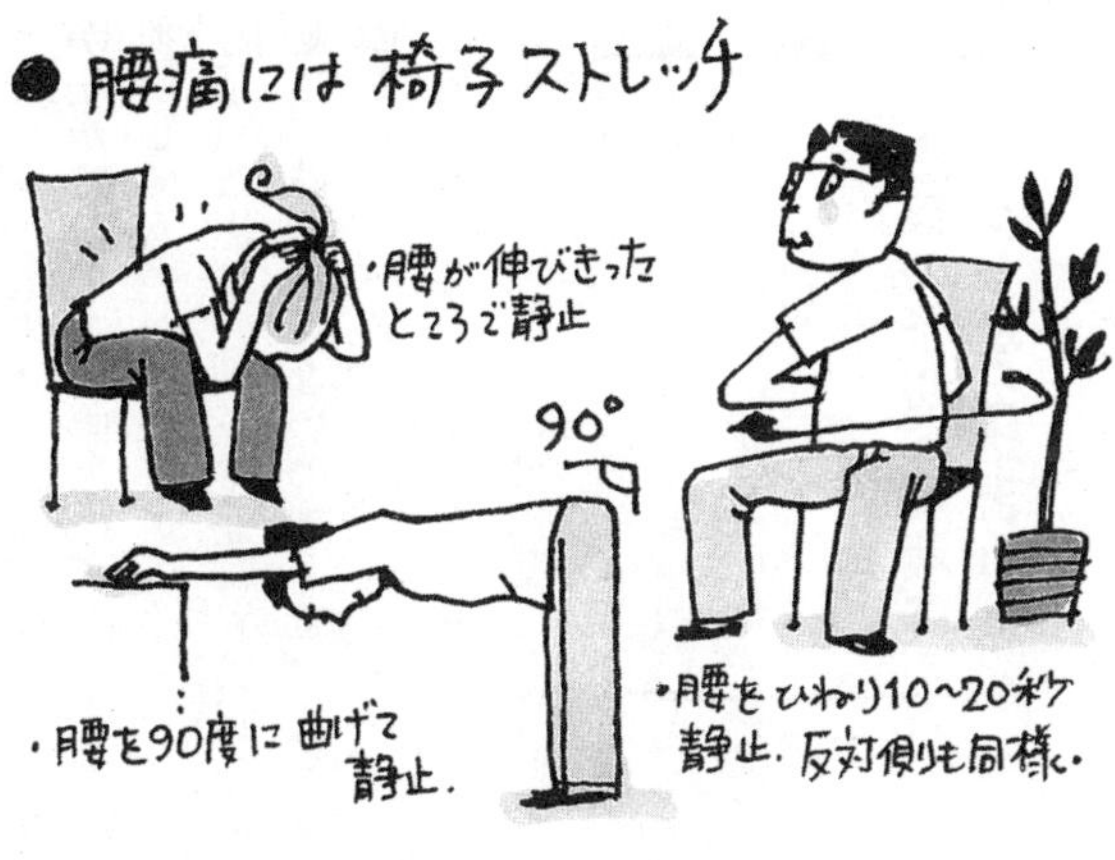
● 腰痛には椅子ストレッチ
・腰が伸びきったところで静止
90°
・腰をひねり10〜20秒静止。反対側も同様。
・腰を90度に曲げて静止。

ないで、今、どこの筋肉や筋を伸ばしているのか、意識しながら行うことが大切だ。

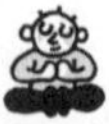

食べてよし貼ってよし 腰痛を治す黒豆のチカラ

日本では、おせち料理のメニューとしてもおなじみの黒豆だが、中国ではさまざまな効用をもつ民間薬として知られている。

とりわけ効果が高いとされるのが、腎臓系の疾患に対してだ。腎臓が弱ると腰が痛くなることが多いため、腎臓からくる腰痛にも効果の高い食品といわれている。

惣菜として万人向きなのは煮豆だろうが、黒豆はやわらかく煮るのに時間がかかるので、市販品の煮豆を上手に利用してもいいだろう。

最近は黒豆の納豆や豆腐も出回っている。味も悪くないので、試してみるのもおもしろい。

黒豆を煎じた汁を飲んでも効果的。また、この煎じ汁は外用薬として使っても効果あり。

煎じ汁を浸したガーゼを腰にあててしばらくおくと、不快な腰痛も軽減される。

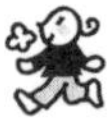

腰痛の予防・解消は ベッドから始まる

やわらか過ぎるふとんやマットレス

で寝ると、翌朝に腰回りがだるく感じることがある。そんなときは、次の3つのポーズが役に立つ。

まず目覚めたら、あお向けに寝たままの状態で、両膝を合わせて曲げる。そのまま両手で抱え込んで「赤ちゃんのポーズ」。膝をなるべく胸に引きつけて、腰の筋肉を十分に伸ばすのがポイント。

次は「トカゲのポーズ」。うつぶせになって、上体だけを両腕で上げる。このときムリをして上げ過ぎないこと。最後は、神に祈りを捧げる「信者のポーズ」で締めくくる。正座をしてから前かがみになって、両腕をまっすぐ前方に伸ばして床につける。かかとと尻

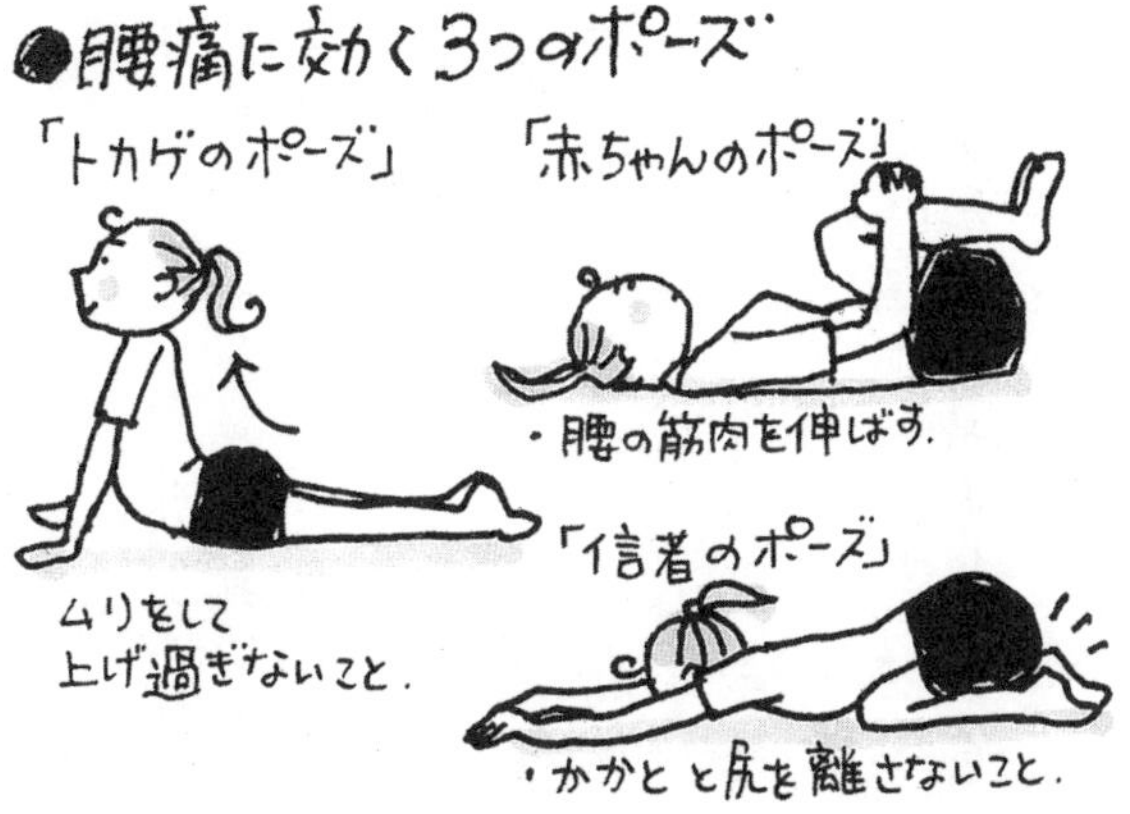
腰痛に効く3つのポーズ
「トカゲのポーズ」
ムリをして
上げ過ぎないこと.
「赤ちゃんのポーズ」
・腰の筋肉を伸ばす.
「信者のポーズ」
・かかとと尻を離さないこと.

を離さないことが大切。

この3つのポーズで腰もずいぶん楽になっているはず。

なお、就寝の際も、腰をいたわるポーズで寝れば朝の痛みが軽くなる。最も負担がかからない寝姿は、膝を少し曲げて横向きになる「エビ」の形。

うつぶせ状態は背骨や腰の筋肉に無理な負担がかかるので、腰痛持ちならずとも避けたほうが賢明だ。

腰に効くよもぎのパワー 薬湯でも食用でもおすすめ

腰の痛みをやわらげるためには、風呂で体を温めて、血行をよくするのが効果的だ。そのとき、さらに効果をアップするためにおすすめしたいのが、よもぎを利用すること。

よもぎは体を温める作用があるため、昔から薬用植物として使われてきた。このよもぎを風呂に入れて薬湯にすると、体が芯から温まり、腰痛に対してより効果が上がる。

陰干しで乾燥させたよもぎを麻袋などに入れてタコヒモでしっかり縛る。風呂に入れて、いい香りがしてきたら、湯船にドボンとつかる。これで腰痛が楽になるはずだ。

また、腰痛の原因のひとつは、カルシウム不足による骨の老化だが、よもぎにはこのカルシウムが多く含まれている。よもぎは薬湯だけでなく、食用にしても、腰にとって強い味方になるのだ。

コレで腰痛知らず！　中国秘伝の「健腰呼吸法」

中国では2000年前もの昔から、病気を根治する手段として呼吸法をとり入れてきた。

呼吸は健康のバロメーターであり、長生きする人ほど細く長い息をするというのが、その基本的な考え方。

この呼吸法をベースに腰を鍛える運動を組み合わせた、秘伝の「健腰呼吸法」を紹介しよう。

まず、肩幅の広さに足を開いて立ち、上下の歯を軽く合わせて息をゆっくり

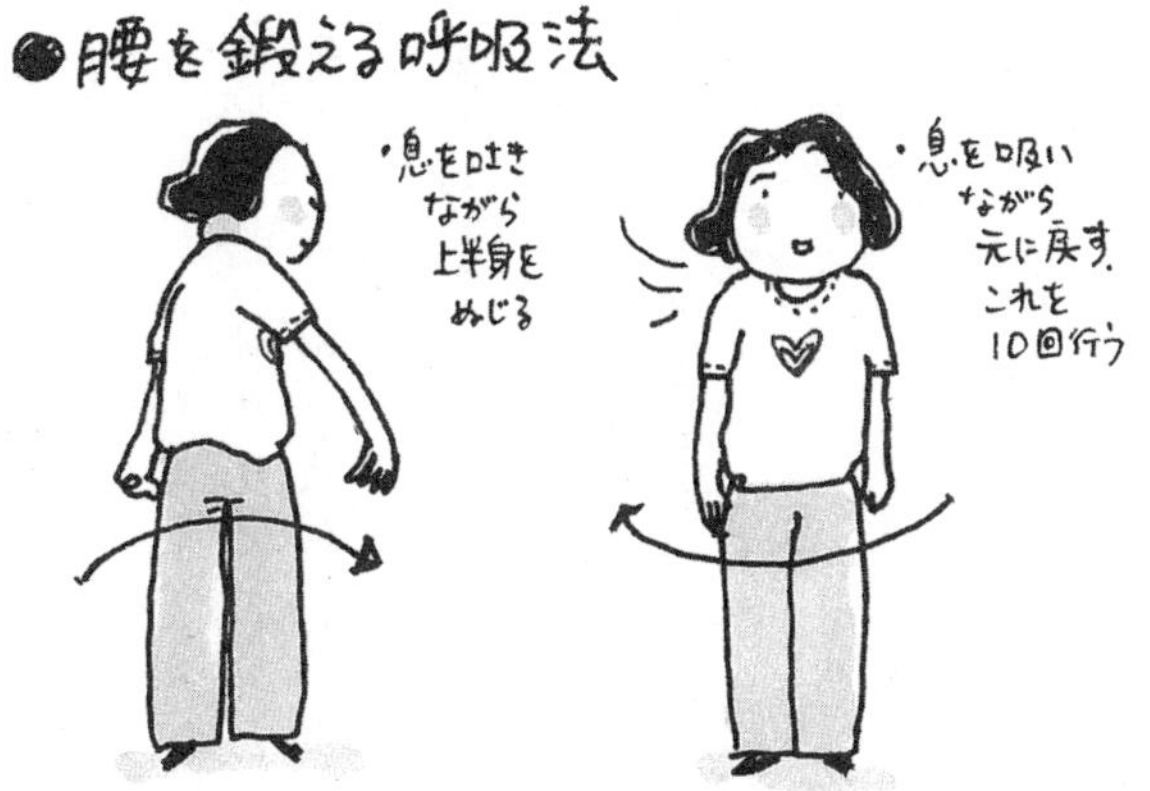
●腰を鍛える呼吸法
・息を吐きながら上半身をねじる
・息を吸いながら元に戻す。これを10回行う

口から吐き出す。息を吸うときは口を閉じ、鼻から空気を吸い込む。

いずれも基本原則にのっとって、〝細く長く〟の呼吸に徹すること。

この要領で息を吐きながら上半身をねじり、後ろを見る。息を吸いながら元に戻すパターンを10回繰り返す。

中国秘伝のタレならぬ秘伝のワザをぜひお試しあれ。

足がむくむとき

机の上に足を投げ出して休足タイムをとろう

足がむくんだら、足を心臓より上に上げること。これが最も効果的なむくみをとる方法だ。

心臓からスタートした血液は、動脈から毛細血管に流れ、栄養分や酸素を各細胞や組織に運んで行く。同時に、二酸化炭素や老廃物を受けとり、再び心臓に戻ってくる。

足はご存じの通り、心臓から遠い位置にある。その上、寝ているとき以外は、心臓よりも下の位置にあるので、重力に反して血液を心臓に戻さなければならない。

長時間、立っていたり、座ったりしていると、足がうっ血してむくみやすくなるのはこのためだ。

だから、心臓より高い位置に足を上げてやれば、心臓への血液の流れがぐっとスムーズになり、むくみや疲労感も早く、スッキリ解消できるということになる。

ただし、足先だけ上げてしまうと腰を痛めることがあるので、膝の下に大きなクッションなどを置くとよい。床に寝て、膝から足先までを椅子の上にのせてしまってもOK。

行儀が悪いと家族にはひんしゅくを買うかもしれないが、とにかく足のむくみを早くとりたいなら、この方法が一番だ。

足のむくみの特効ツボに米粒をペタッ

立ち仕事などで足がむくむのは、足の血液の流れが悪くなり、うっ血して老廃物がたまってしまうため。

こんなときには、足の血液循環を促すツボ「復溜《ふくりゅう》」を指圧すると効果がある。復溜は内くるぶしの上縁から指幅2本分上にある。

足首から膝に向かって叩いていくと、足全体に響く部分が見つかるはず。そこが目指す地点、復溜だ。

1時間に1回ほど、片方の足でもう一方の足のツボをトントン蹴るだけでも、むくみがとれてかなり軽く感じられるようになる。

それでもむくみが出るようなときは、ツボの上に米粒をあてて、ばんそうこうでペタリと貼りつけておくといい。

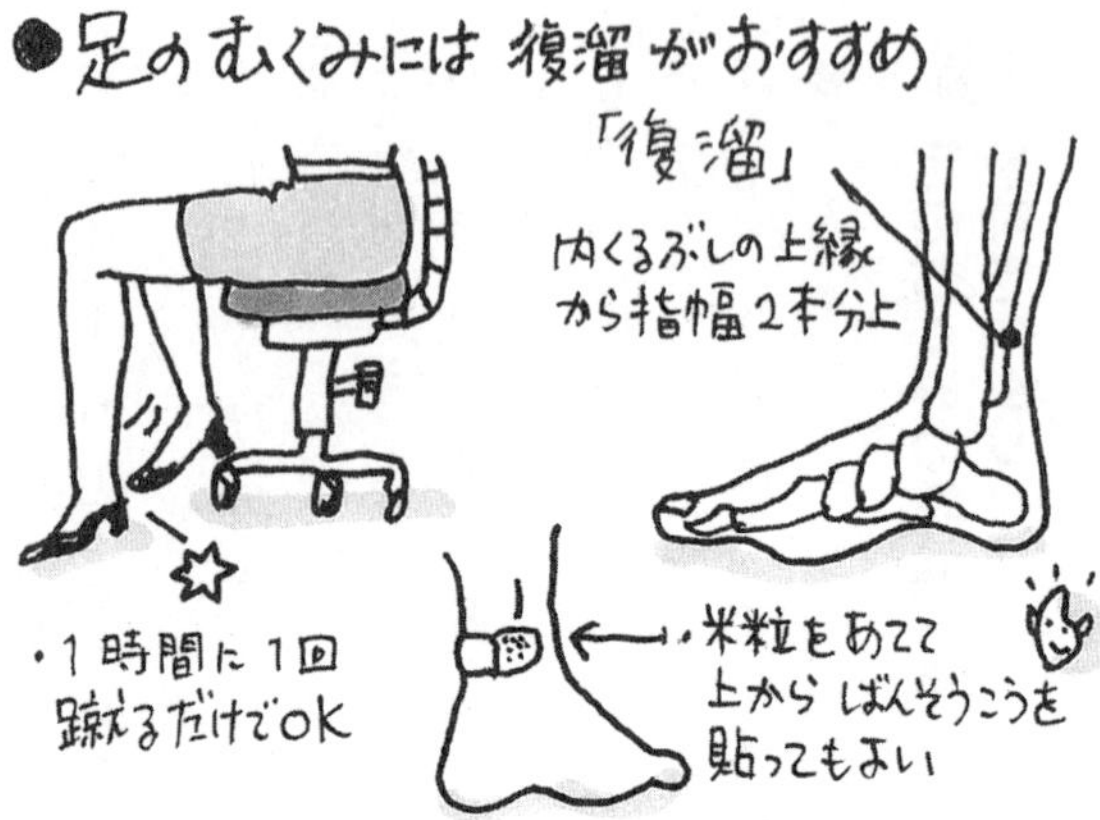

●足のむくみには 復溜がおすすめ
「復溜」
内くるぶしの上縁
から指幅2本分上
・1時間に1回
蹴るだけでOK
米粒をあてて
上からばんそうこうを
貼ってもよい

米粒が適度な刺激になり、足のむくみも少しずつ軽くなっていくはずだ。

足のむくみが引かないなら へその上をムニューと押せ

足のむくみに効くツボは、前項で紹介している内くるぶしのほかに、へその上にもある。

このツボは「水分《すいぶん》」と呼ばれていて、へそから親指の幅だけ上に位置する。むくみとは、余分な水分が体のなかにたまっている状態だが、水分というツボには、この水をとり除く働きがあるといわれている

このあたりを親指で押すと鈍痛がするはず。ここをムニューと押してみよ

う。一時的なむくみなら、あれよあれよという間に効果があらわれるはず。

病気などによる慢性のむくみに対しても有効。3週間ぐらい、同じ場所にお灸をすえてみるのも効果的だ。

鯉、大豆、小豆はむくみの特効薬

中国には「食べ物と健康には深い関係があり、食べ物とクスリは源が同じ」という考え方がある。

そんな中国にならって、むくみを解消する3つの特効薬（つまり食べ物）を紹介しよう。

まず、すぐれた利尿作用がある鯉《こい》から。料理法としては、鯉こく、鯉の洗い、鯉の空揚げなどがある。

自宅で手軽に鯉を食べたいときは、甘露煮《かんろに》などの加工品を利用するといいだろう。

大豆にも強力な利尿作用があり、特に腎臓が弱い人のむくみに有効。酢に漬けた酢大豆にしておくと、保存が利くので、常食しやすい。

小豆は、心臓病、腎臓病などすべてのむくみに有効とされている食品で、昔からよく利用されている。やはり尿の出がよくなり、むくみを軽減する。料理に利用してもいいが、小豆の煎じ汁もおすすめ。

大さじ2杯の小豆を3カップの水で半量まで煮詰める。その汁を1日に3

回、空腹時に服用すると、足のむくみをとるのに効果がある。

タバコはむくみにとっても百害あって一利なし

タバコを吸う人で、足のむくみに悩んでいる人は、まずタバコをやめてみよう。それがむくみを解消するひとつの方法になる。

タバコを吸うと血管が収縮し、急激に血流量が低下する。その影響を真っ先にこうむるのが、心臓から最も離れた場所にある足。足の血のめぐりが悪くなると、むくみなどの症状となってあらわれてくる。

特に、チェーンスモーカーの場合は、自ら断続的に血の流れを止めているようなもの。

むくみをなんとかしたいなら、まずはタバコをやめることが先決だ。

自宅リフレクソロジーでむくみを解消

最近、英国式リフレクソロジーサロンに人気が集まっている。これは手だけを使って足の裏の反射区を刺激するもの。反射区とは、体全体を反射投影している場所のこと。

そのマッサージ効果は非常に高く、全身のトラブルを改善するという。もちろん、むくみもしかり。

リフレクソロジーは自宅でもできる

ので、早速試してみよう。

まず、エッセンシャルオイルを数滴たらしたお湯でフットバスからスタート。オイルはラベンダーがおすすめ。香りにクセがないし、殺菌作用がある。

足を清潔にして血行を促したら、次は準備運動。アキレス腱を伸ばして、足の指を1本ずつほぐす。靴のなかで縮こまっていた足の指も、これでリラックスできる。

マッサージをする場所は、土踏まずのあたり。ここがむくみに関連する反射区だ。

まず、親指で少しずつ力を入れて押していき、「痛いけど気持ちがいい」というところでストップ。ゆっくりと

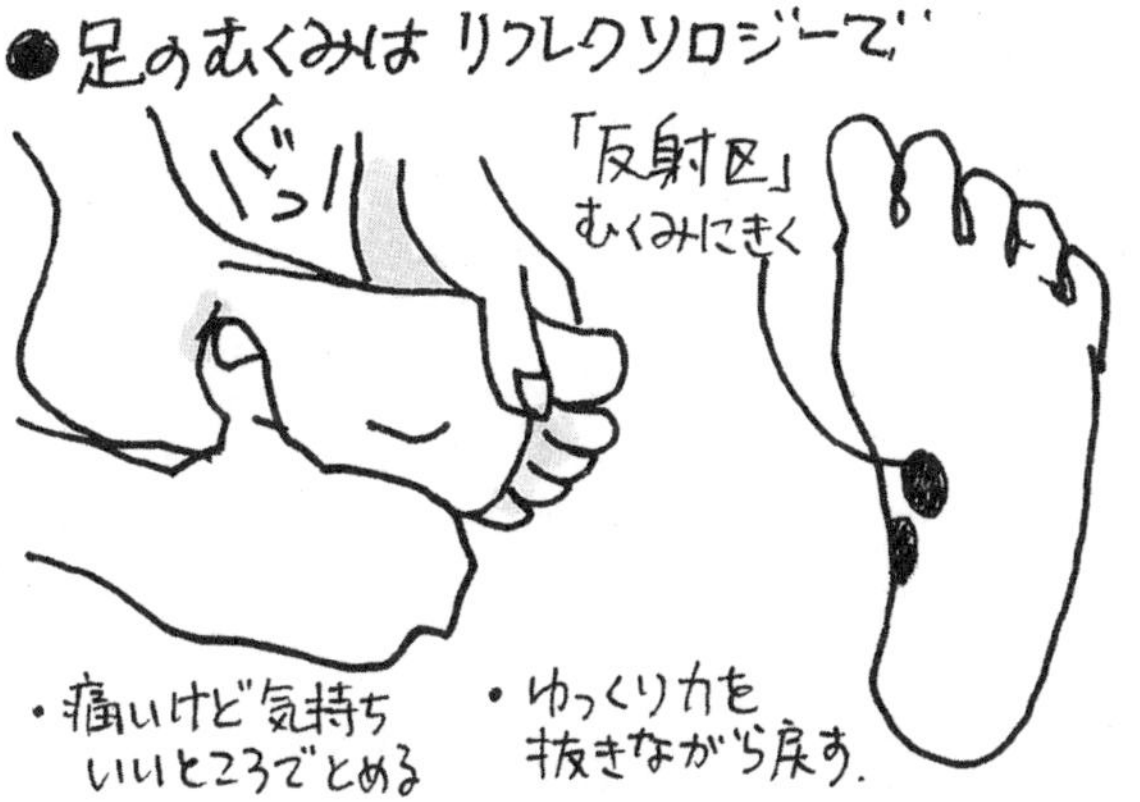
●足のむくみはリフレクソロジーで
ぐっ
「反射区」
むくみにきく
・痛いけど気持ち
いいところでとめる
・ゆっくり力を
抜きながら戻す。

力を抜きながら戻して、再び同じように数秒押してから戻す。このマッサージを2～3回繰り返す。特に疲れているときは念入りに。

ポイントは指だけで押さずに体重をかけて押すこと。また、いくら効くからといっても、疲れるほどやらないことだ。

冷え性で困っているとき

暖色系の靴下で冷えにサヨナラしたい

冷え性の人にとって、靴下はなくてはならない必需品。寒い冬の時期はもちろんのこと、夏場でもクーラーがきいたオフィスで仕事をするOLのなかには、ソックスを1組バッグにしのばせているという人が多い。

このソックスだが、色はピンクやオレンジなどの暖色系がおすすめ。ブルーや紫などの寒色系よりも、暖色系のほうが温かいからだ。

見た目だけの違いだと思うかもしれないが、実験によれば、暖色系でまとめた部屋は寒色系でまとめた部屋よりも、心理的温度が3℃は違うといわれている。

また、色彩心理学によれば、暖色系のなかでも特に赤は大脳を刺激して興奮させる色といわれている。赤い靴下なら血液の循環がよくなり、冷え性も緩和してくれそうだ。

どうせ靴下をはくなら暖色系、それも真っ赤をおすすめしたい。

ひんやり冷たい足先は「つまみ圧」でホカホカに

足が氷のように冷たくなっているときは、足の指と指の間にある股の部分をつまんでみよう。

足の指間は不快症状全般を治すのに効果があり、ツボ療法でも仕上げのマッサージによく使われる部分。

ここをつまみながら引っ張ることで、血液の流れを促進して、冷たい足を温かくする。

また、親指の爪の下、内側のつけ根

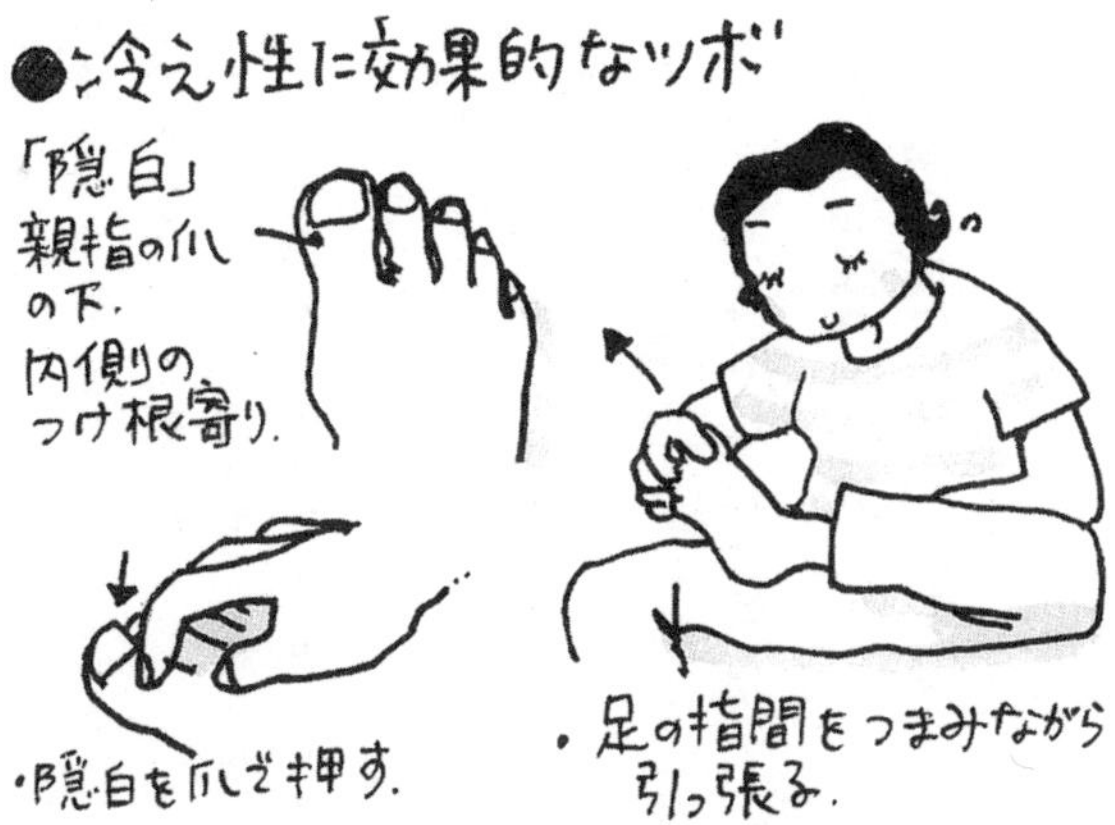
●冷え性に効果的なツボ
「隠白」
親指の爪の下、内側のつけ根寄り。
・隠白を爪で押す。
・足の指間をつまみながら引っ張る。

寄りにある「隠白《いんぱく》」も、足の冷え解消に有効なツボ。手の親指を立てて、爪で少し強めに指圧すると、ほどなく足がポカポカ温まってくるはず。

冷え性の人でも安眠できるホット赤ワインの寝酒

ひと頃のワインブームで、赤ワインに含まれる有効成分のポリフェノールが、にわかに注目を浴びる存在となった。よく知られているのは抗酸化作用による動脈硬化予防だが、ポリフェノールには血行を促進する働きもある。体の冷え対策にも効果てきめんだ。

特に手足が冷えてなかなか温まらない夜、ベッドに入る前に寝酒でしばし温まろうとするなら、断然、日本酒やウイスキーより赤ワイン、それもホットで味わうのがおすすめだ。

ホットワインは、欧米では風邪薬代わりに飲まれるほどだから、体をポカポカにする効果は抜群。

小鍋にコップ1杯の赤ワインを温め、好みではちみつとレモン汁などを加えてひと混ぜ。リラックス作用のあるシナモンをふって飲めば、心身ともに温もった状態で眠りにつけるだろう。

やっぱりよく効く！冷え性にローヤルゼリー

健康食品の王様ともいえるローヤルゼリーは、ビタミン、ミネラル、酵素、タンパク質など、40種類以上もの栄養素を含み、なかでも有効成分のアセチルコリンは冷えをやわらげるのに効果があるといわれている。

最近は、生から粉末、カプセル、栄養ドリンクに至るまで、さまざまなタイプのローヤルゼリーが通販などで手に入るようになった。

服用の方法や回数は商品によっても異なるが、いずれも空腹時にとると有効成分の吸収率がよいため、食前に食べたり飲んだりするのが原則といえる。

足の裏をタワシでゴシゴシ これで1年中冷え知らず

寒い季節でもないのに、手足だけが

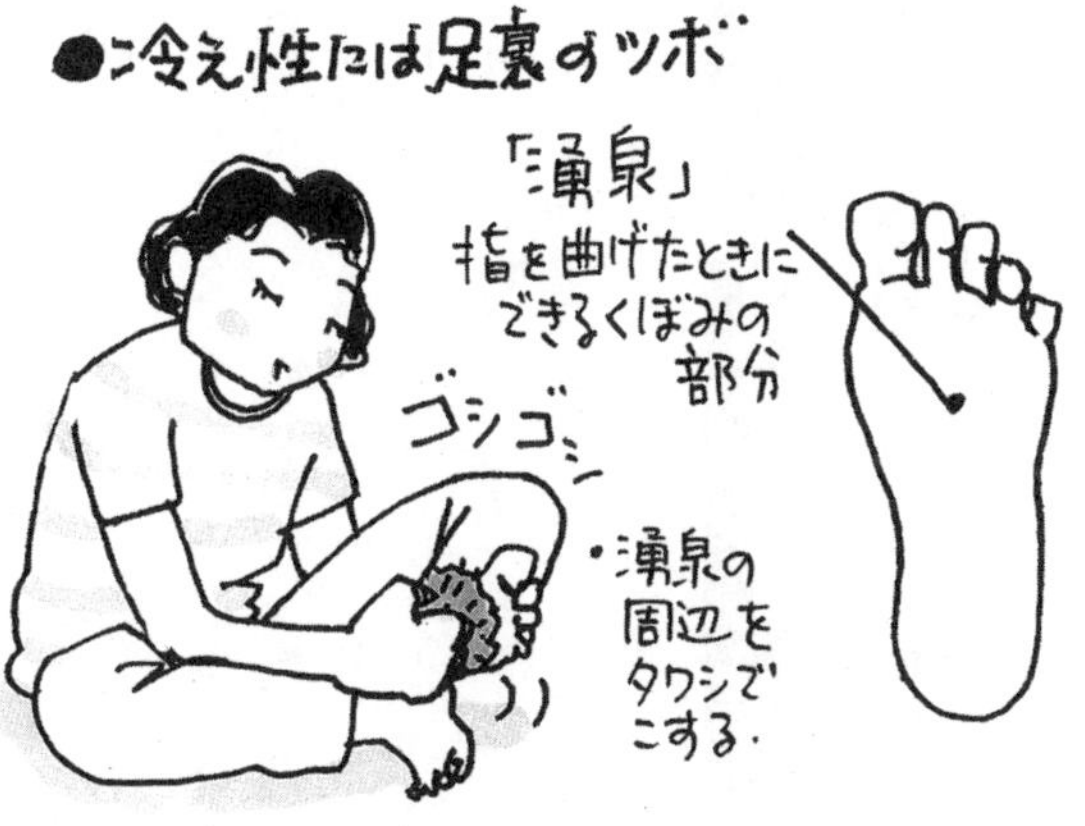
●冷え性には足裏のツボ
「湧泉」
指を曲げたときにできるくぼみの部分
ゴシゴシ
・湧泉の周辺をタワシでこする。

いつも冷たい。こんな慢性の冷え性は、新陳代謝の衰えや、ホルモンのバランス異常、自律神経（主に血液の流れを調整する）の衰えなどによって引き起こされることが多い。

足の裏にある「湧泉《ゆうせん》」というツボは、生命の泉がわき出るところともいわれ、血圧を調整したり、ホルモンの調子を整えたいときに欠かせないツボ。

場所は、土踏まずの先端近く、足の指を曲げたときにできるくぼみの部分にあたる。

足の裏は皮膚が厚いだけに、少々手荒な刺激がベター。その点、タワシはぴったりの小道具といえる。お湯につけてやわらかくしてから、ツボの周辺をこすったり、押してみよう。

また、小さい子どものいる家なら、うつぶせになって、子どもに足の裏を踏んでもらってもよい。子どもも遊び気分でやってくれるし、自分も寝っ転がっていればいいからラクチンだ。刺激も強過ぎず弱過ぎず、ちょうどいい。

この湧泉のツボは冷えとともにだるい足にも効果がある。両方の症状がある人には特におすすめしたい。

足に痛みがあるとき

膝痛の解消におすすめは ドライヤー＋タオル

膝の痛みの応急処置は、大別すると

温めることと冷やすことの二通り。

手で触ってみて熱をもっているようなら、炎症を起こしている可能性が高い。こんなときには温めると逆効果なので、よく冷やして痛みを鎮めるのが正解だ。

氷のうや市販のアイスパックを使うのもいいが、もっと簡単なのは、ぬれタオルを膝の上に置き、ドライヤーの冷風で冷やす方法。

ぬれたタオルに冷たい風をあてると、気化熱が放出するので温度が下がり、冷やす効果を持続させることができる。

反対に、血行不良などによる膝痛では、保温が必要になることも。

この場合は、直接、温風のドライヤーを膝にかける。その際は、やけどをしないように気をつけながらかけること。温めた蒸しタオルと違って、時間がたっても冷めてこないので、これまた便利。

ココを押せば 膝の痛みが楽になる

膝は体のなかでも特に負担がかかりやすいので、痛みを訴える人が多い。痛みを軽減するには、特に灸がよく効くので試してみよう。

とはいっても、灸は熱いし、跡がつくからイヤという人も多いかもしれない。そこで、ここでは熱くなく、跡もつかない方法を紹介しよう。

まず、肌の上に直接灸をすえるが、熱いなと感じたらすぐにピンセットでとってしまう方法。安易な方法に思えるかもしれないが、実際にこういう灸のすえ方があって、「知熱灸《ちねつきゅう》」と呼ばれている。

また、薄切りにしたしょうがの上にモグサをのせて、灸をすえる「しょうが灸」もおすすめ。にんにくやみそを利用する場合もある。食品の薬効も期待できる。

灸をすえるツボの位置は、膝の皿の上縁で、角にあたる部分「膝上二穴《しつじょうにけつ》」と膝の皿の下にあるふたつのくぼみ「膝眼《しつがん》」。

どちらも、膝の痛みには効果の高い

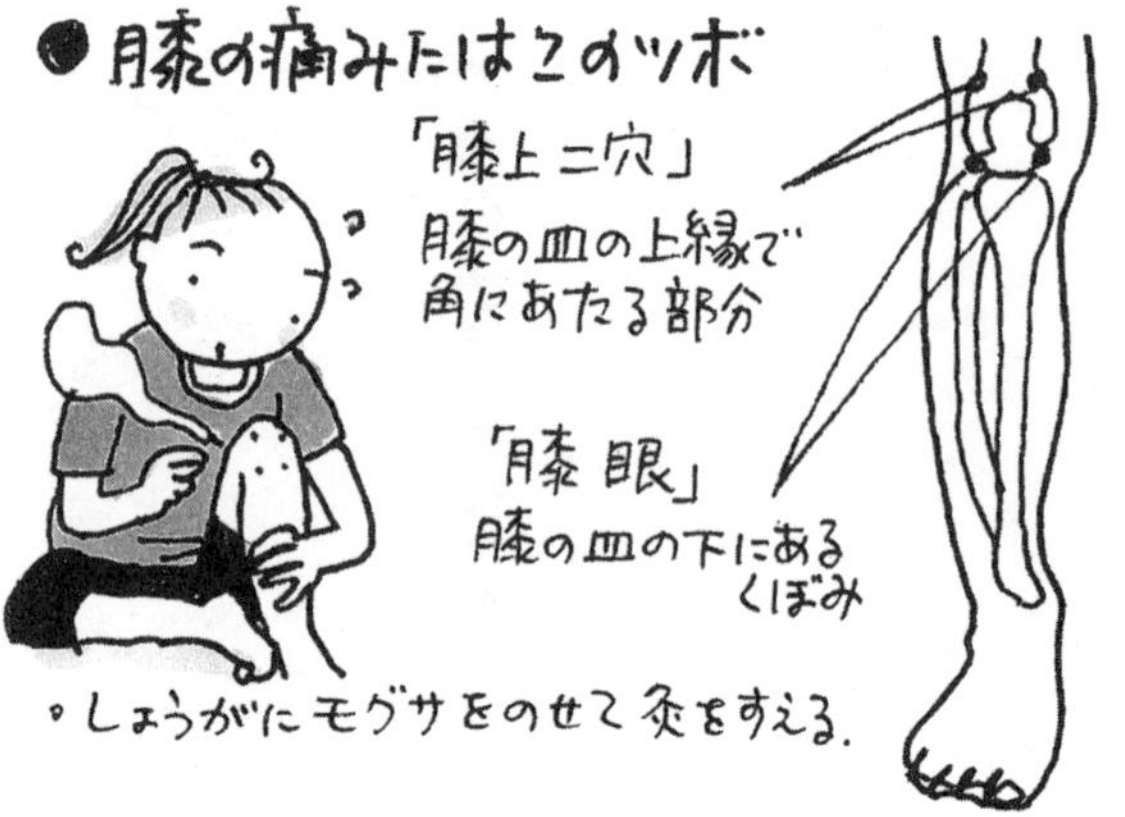
●膝の痛みにはこのツボ
「膝上二穴」
膝の皿の上縁で
角にあたる部分
「膝眼」
膝の皿の下にある
くぼみ
○しょうがにモグサをのせて灸をすえる.

ツボとして知られている。

足がだるいとき

足がだるい人は主食を胚芽米にチェンジ

激しい運動をしたわけでもないのに、足がだるく感じられるときは、食生活における栄養バランスの悪さが関係していることがある。

なかでも、ビタミンB1が不足すると体内の糖質や脂肪が分解されにくくなり、乳酸などの疲労物質が体内にたまりやすくなる。

その結果、全身がだるくなり、体のなかでも特に体重を支える足は疲れやだるさを感じやすくなる。疲労回復には、どうしてもビタミンB1が必要というわけだ。

ビタミンB1は肉類や豆、胚芽、全穀パン、牛乳、緑黄色野菜などに多く含まれている。

このなかでも、手っとり早く効率よくビタミンB1をとるためには、主食を見直すといい。ご飯を白米から胚芽米に、白パンから全穀パン（黒パン）にチェンジしてみよう。毎食、食べるものだけに、自然にビタミンB1の摂取量も増える。

これでビタミンB1不足を解消すれば、だるさが消えて、足どりも軽やかに変身できるはずだ。

疲れを放置しておくとどうなる？

最初は軽い疲れであっても、それを放置しておくと疲労が少しずつたまっていく。こうした慢性的な疲労状態が続くと、休養をとっても疲れがなかなか解消されず、回復に時間がかかるようになる。

疲労の度合いが強くなると、内臓などの機能が低下して免疫力が弱くなる。そのため、体の機能を正常に保つ自律神経や各種ホルモンの働きが悪くなり、いろいろな病気を引き起こす恐れがある。

また、疲労がたまると、判断力や記憶力などが低下し、物忘れ、抑うつ感、不安感といった精神的症状に悩まされることも少なくない。

特に心臓が弱い、血圧が高いなど持病を抱えている人は要注意。疲れによって全身の調整機能が低下するため、血液の循環障害が起こりやすくなって、心筋梗《しんきんこう》塞《そく》や脳梗塞などを引き起こす危険性が高いからだ。

疲れは、軽いうちに手を打てば、比較的簡単に解消することができる。たとえ健康に自信があっても、疲れを見逃さず、早めに解消するようにしたいものだ。

第3章

内臓別たまった疲れトコトン回復術

胃が痛いとき

おろして食べるだけ天然の胃薬・大根

食べ過ぎのために胃が痛いときは、大根をおろして、そのおろし汁を飲んでみよう。おろし汁はコップに1杯が適量。そのままではちょっとという人は、はちみつで甘みをつければ飲みやすくなる。

大根には酵素ジアスターゼなど、でんぷん分解酵素がたっぷり含まれていて消化を助けるばかりか、弱った胃の粘膜を再生してくれる働きがある。

ただし、大根をおろすときは首に近い部分を使うこと。下になるほど辛くなるので、おろし汁が飲みにくくなる。

さらに皮ごとおろせば、毛細血管を強くするビタミンPもたくさんとれるので、胃の回復はよりスムーズになる。

ただし、胃下垂や胃拡張など胃が冷えやすい人には向かないので、気をつけたい。

胃の痛みを楽にするじゃがいものパワー

胃炎や胃潰瘍《かいよう》の痛みがあるときに、大根に負けず劣らず効果があるのがじゃがいもだ。

じゃがいもに豊富に含まれているビタミンCには、傷ついた胃の粘膜を修復する働きがある。さらにわずかながら含まれるアトロピンのもつ鎮静作用が胃の痛みを癒してくれるのだ。

このすばらしいじゃがいもの力を活かすには、おろし汁またはスープにして汁ごと飲むこと。

おろし汁のつくり方は、じゃがいもをよく洗って、皮をむいてすりおろし、ガーゼでこすだけ。そのおろし汁を胃薬代わりに、朝と晩の2回、空腹時に茶碗（煎茶用の小さいもの）1杯弱ずつ飲むと効果的だ。

ペパーミントオイルで胃の痛みを癒す

精神的なストレスによって胃が痛む場合は、胃薬だけでは役不足。アロマテラピー（芳香療法）のパワーを利用して、体と心の両面からすっきり解消しよう。

おすすめなのがペパーミントオイル。この香りには、精神的なイライラや疲れをとる鎮静効果と痛みをやわらげる鎮痛効果がある。

胃がシクシクしたら、このオイルを1、2滴ハンカチにたらして、香りを吸ってみよう。

清涼感のある香りがイライラを吹き飛ばし、それと一緒に胃の痛みも抑えてくれるに違いない。

もちろん、オイルはルームフレグランスとして利用してもいいし、お風呂にたらしてもいい。

魔法の手のひらで胃のシクシクを一発解消

ストレスや食べ過ぎなどで胃がシクシクと痛む……。そんなときには手のひらをおなかにあてて、へその周りを時計回りにゆっくりとマッサージしてみよう。

まず、胃のあたりに意識を集中させて、胃が温かくなるようにイメージする。次に、息を吐きながら上から下に、息を吸いながら下から上に円を描こう。このマッサージを10～20分ほど行うと、次第に気持ちがよくなって痛みも治まっていく。

おなかの周りには「中脘《ちゅうかん》」や「大巨《だいご》」など、胃腸の調子を整えるツボが集中しているので、ここをマッサージするとツボが刺激されて症状が次第に緩和されていくのだ。

子どもの頃、お母さんがおなかをさすってくれると、痛みがとれた気がしたものだが、理にかなったことだったのだ。

食べ過ぎて胃が痛いこんなときは納豆だ！

暴飲暴食や食中毒で胃が痛くなったときは安静にするのが一番だ。しかし、症状がある程度落ち着いてきたら、おすすめしたい食べ物がある。

それは納豆。実際に、相当ひどい状態だったのに納豆を食べたら、アレ不思議。みるみるうちに回復して、元気になってしまったというケースもあるほどだ。

この納豆パワーは、豊富なビタミンB2が体内の代謝を活性化することから生じるもの。

また、納豆には良質のタンパク質が非常に多く含まれていて、このタンパク質が傷ついた胃を補修・再生してくれる。

ちなみに、納豆を食べていると、胃炎や胃潰瘍による傷の回復も早くなり、痛みもやわらぐという。試してみてはいかがだろうか。

キャベツジュースは胃の痛みの救世主

食べ過ぎ、飲み過ぎで胃がシクシクするときには、キャベツも非常に効果がある。キャベツに含まれるビタミンUには、傷ついた胃の粘膜を修復する働きがあるからだ。

ビタミンUは別名「キャバジン」といい、胃炎、胃潰瘍などの予防や回復に効果を発揮する。実際胃薬にも使われているほど有効な成分なのだ。

胃が痛いときの効果的な食べ方としては、生食ではなく、さっとゆでてやわらかくして食べたり、ジュースにして飲むと消化がいいのでおすすめ。

胃がもたれるとき

朝食を抜くプチ断食で胃もスッキリさわやか

平日の朝は、時計を気にしながらあわただしく朝食をかきこみ、食後はダッシュで家を出て通勤ラッシュに突入……。こんな生活を送っていて、どうも胃がもたれるというあなたに朗報がある。

それは、最近話題になっている朝食だけを抜く「プチ断食」。プチ断食をすると、胃のもたれなどの不快症状が消えて、調子がよくなるというのだ。

胃や腸は食べ物が入ってくると消化活動を始めるが、食後にあわただしく動くと、血液は筋肉のほうに集中してしまう。そのため胃腸は少ない血液配分のなかで働くことになり、負担がかかってしまうのだ。しかし、朝食を抜けば胃腸への負担は軽減され、不快症状も起きにくくなるという。

また、前夜にきちんと夕食をとっていれば、その蓄えがあるので午前中にエネルギー不足になる心配もないとのこと。

今まで「健康のためには、食事を3食きちんと食べるべし」といわれてきたが、場合によっては、むしろ食べないほうがいいという考え方は斬新だ。試してみる価値はあるのでは。

背筋を伸ばして座る これが胃もたれ解消に効く

テレビを見ながら1日1回、たった1分間やるだけで胃が快調になる簡単な方法がある。

尻の幅の広さに両足を開き、その間に尻を落として座るだけ。こうやって座ると、自然に背筋がまっすぐに伸びる。これが、胃もたれに効く。

背骨には胃の働きをつかさどる自律神経が通っているが、姿勢をよくすると背骨の血流がスムーズになり、自律神経の働きがよくなる。胃のほうも快調になるというわけだ。

さらに上体をそのまま静かに後ろへ

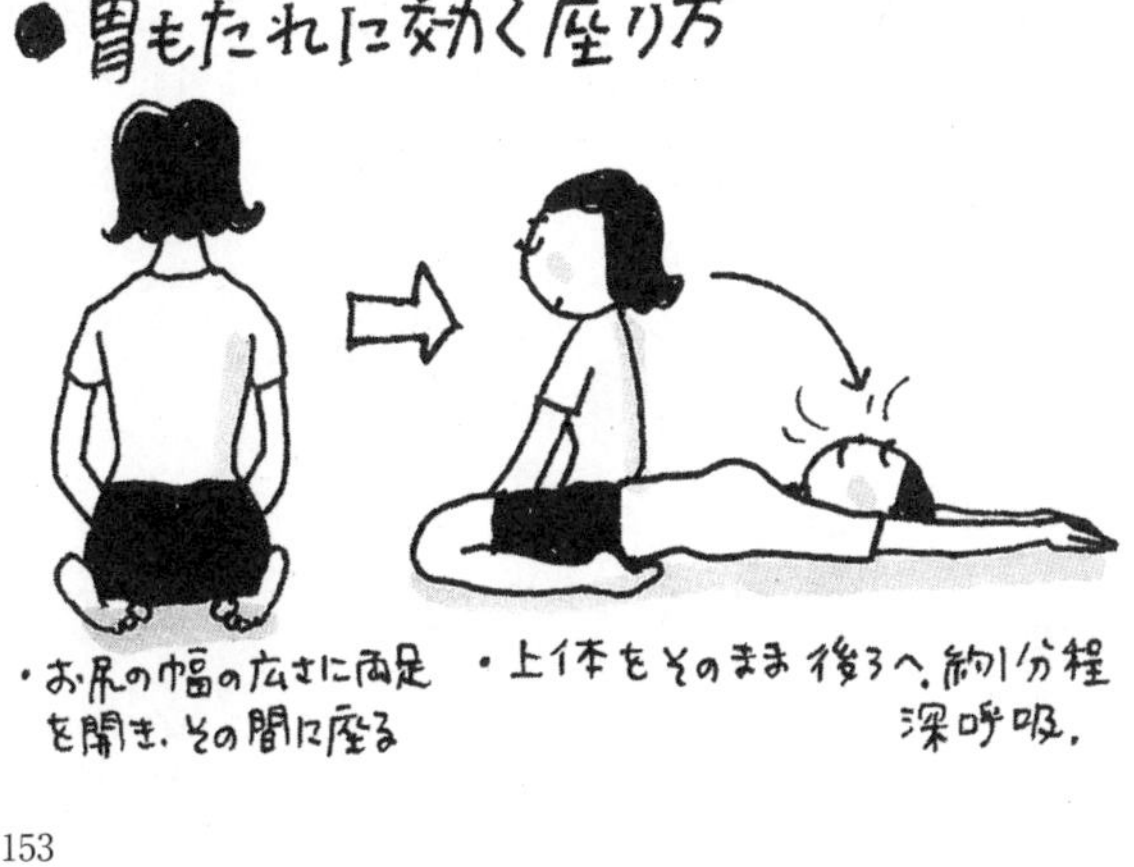
●胃もたれに効く座り方
・お尻の幅の広さに両足を開き、その間に座る
・上体をそのまま後ろへ。約1分程深呼吸。

倒し、腕を伸ばして1分ほどゆっくりと深呼吸しよう。すると胸と腹の筋肉がよく伸びると同時に、内臓も伸びをしている状態になるので、血流がよくなって胃もたれがスッキリする。

あったかカイロで弱った消化力をアップ

胃が弱く、食後もたれやすい人に強い味方がある。それは使い捨てカイロ。

このカイロをどうするかというと、へその少し上に、下着の上から両面テープでペタッと貼りつけるだけ。

するとカイロで胃が温まり、血行がよくなって胃の働きが活発になる。胃液の分泌も促進されて、消化力がアップ。胃はスッキリ、というわけだ。

温める時間は約5分。心地よい温かさが目安だが、熱く感じるようになったらはずすこと。

レモングラスティーで元気一杯、胃もスッキリ

手軽に胃もたれを解消したいなら、ハーブティーの力を借りてはどうだろうか。さまざまな薬効をもつハーブのなかでも、特に効果があるのがレモングラス。消化を助け、食欲を高める働きがある。

タイの名物スープ、トムヤンクンに欠かせないこのハーブは、名前の通り、レモンに似た香りを放つ。

胃もたれに効くレモングラスティーは、熱湯で入れるのがポイント。ドライハーブならお湯200㏄に対して、ティースプーン1/2杯、フレッシュハーブならティースプーンに2~3杯を目安に、4~5分蒸らす。食後に飲むと効果的だ。

胃もたれがつらいときは
ホット缶指圧

つらい胃もたれを、温かい缶ジュースたった1本でスッキリさせるワザがある。

缶ジュースは熱めのものを用意。これを横に倒して、ジュースの側面をみぞおちとへその間、またはその真裏の背中部分に押しつける。

コツは、やや熱さを感じるぐらいまで、ぐいぐいと押しつけながらころがすこと。

みぞおちとへその間には「中脘《ちゅうかん》」、背中には「胃兪《いゆ》」という胃の機能を高めるツボがあるため、そこを刺激すると胃液が分泌されて、不快な胃もたれの症状がとれていくのだ。

指で押すだけでもいいが、ホット缶指圧のように押して温めたほうがより血行がよくなり、効果も高い。

むこうずねを押せば
もたれ気味の胃もスッキリ

万能のツボといわれる「足三里《あしのさんり》」は、

さまざまな症状に効果があるが、胃もたれにもよく効く。場所は、むこうずねの前側にある骨とその外側の筋肉の間で、膝から指幅3本分下にある。

非常によく効くツボだが、押し方にはちょっとしたコツがある。

ツボに対して直角に力を加え、初めのうちは軽く、だんだん強くして、もみ込むように指圧する。

強さは、「痛いが気持ちがいい」と感じるくらいがベスト。具体的にいうと、3～5kgくらいの圧力が目安とされる。そこで、キッチンメーターやヘルスメーターを指で3～5kgになるまで押して、あらかじめ力加減をつかんでから指圧するのもいいだろう。

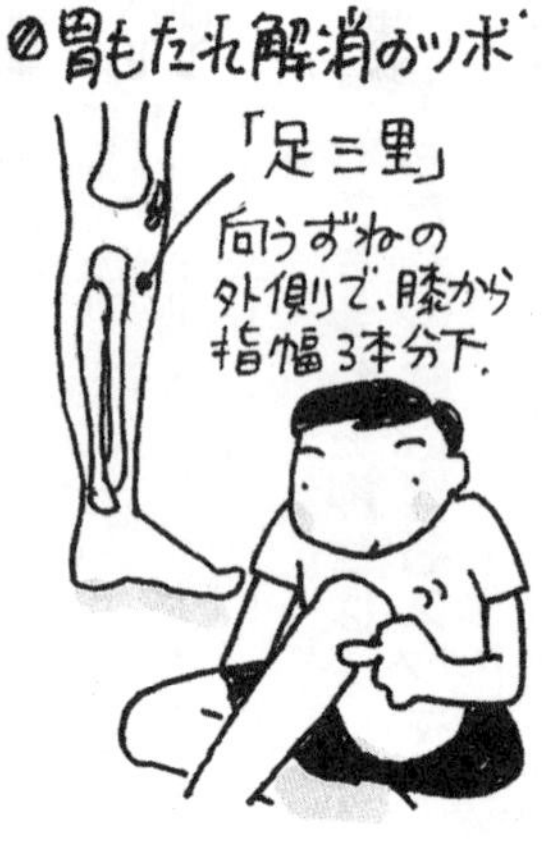
◎胃もたれ解消のツボ
「足三里」
向うずねの
外側で、膝から
指幅3本分下.

逆立ちで胃下垂を治せば胃もたれと縁が切れる

いつも胃の調子が悪くて、もたれ気味。しかも体がだるく、やる気が出ない。もしかするとそれは胃下垂のせいかもしれない。

そこで胃下垂改善におすすめしたい

のが逆立ちだ。地球の引力を利用して、下がった胃を正常な位置に戻すというわけ。

壁から10㎝ほど離れ、頭を床につけたままゆっくりと逆立ちをして、足をまっすぐに伸ばす。こうすると、手をついてやる普通の逆立ちよりも安定する。このとき、両手を頭の後ろで組み、両ひじを肩幅程度に開くとさらにバランスがよくなる。

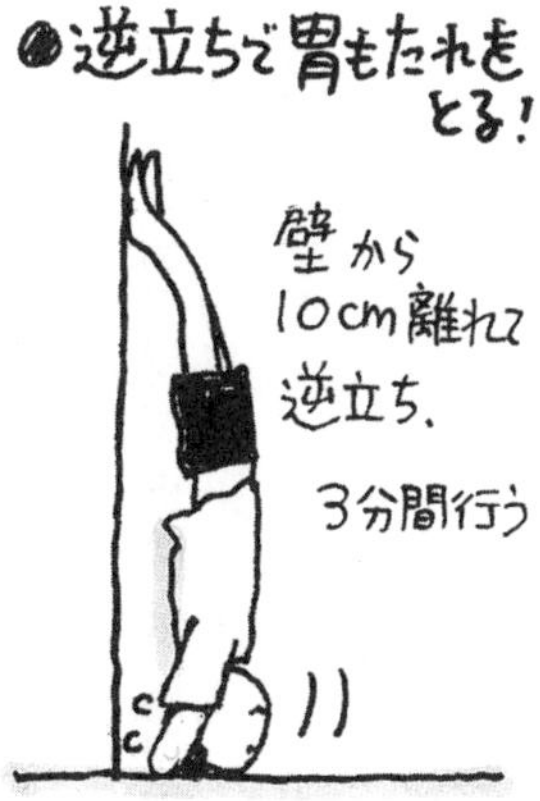
逆立ちで胃もたれをとる!
壁から
10cm離れて
逆立ち、
3分間行う

逆立ちの時間は3分間が目安だが、頭や首が痛いと感じたら無理をしないですぐにやめること。

毎日逆立ちをすれば、胃下垂が治り、胃の健康も気力も取り戻せるはず。

便秘がひどいとき

いちじくのペクチンで腸スッキリ体質に

天然の便秘薬として効果が高いのが、果物のいちじく。

その秘密はいちじくにたくさん含まれる食物繊維のペクチンにある。ペクチンが腸に到達すると腸壁を刺激して、腸の働きを活発にするのだ。ペクチンには、腸内の善玉菌を増やして腸の働きを正常に戻す効果もある。

頑固な便秘なら、生のいちじくを1日2回、空腹時に1～2個食べるようにすると、お通じがよくなるはず。

ただし、完熟のものを食べることが鉄則。未熟なものはほとんど効果がなく、胃を荒らすことがあるので気をつけよう。

生で食べるのに飽きたら、水煮やジャムなどにしてヨーグルトにかけてもOK。ヨーグルトの整腸作用との相乗効果で、便秘体質ともさよならできるはず。

下腹に力を入れてフーフー 恐るべき快便呼吸法

快便を促す、効果抜群の呼吸法を紹介しよう。

まず、まっすぐに立って、上半身の力を抜いてリラックスしてほしい。次に下腹部に意識を集中させ、下半身だけを左右に動かしながら、力を入れてフーフーとリズミカルに息を吐く。

これを1分間に40回のリズムで行う。リズミカルな呼吸と下半身の運動によって、腸のぜん動運動が促され、排便につながるのだ。時間をかけるほど効果が上がるので5分は続けよう。

実はこれ、リズム丹田呼吸法といっ

て、体の歪みを整えて不調を治す治療法のひとつ。
頭もスッキリするので、便の出やすい朝の習慣にしてはいかが。

便秘解消に効果的水平足踏みエクササイズ

便秘はスッキリ解消したいけど、そのためにハードな運動をしたり、食事に細かく気を使うのは面倒という人も多いはず。そんなあなたにおすすめなのが水平足踏みエクササイズだ。

まず背筋をピーンと伸ばして立つ。その姿勢のまま片足を太ももが床と水平になるくらいまでもち上げたら、元のポジションに戻す。これを交互の足

●便秘に有効「水平足踏み」

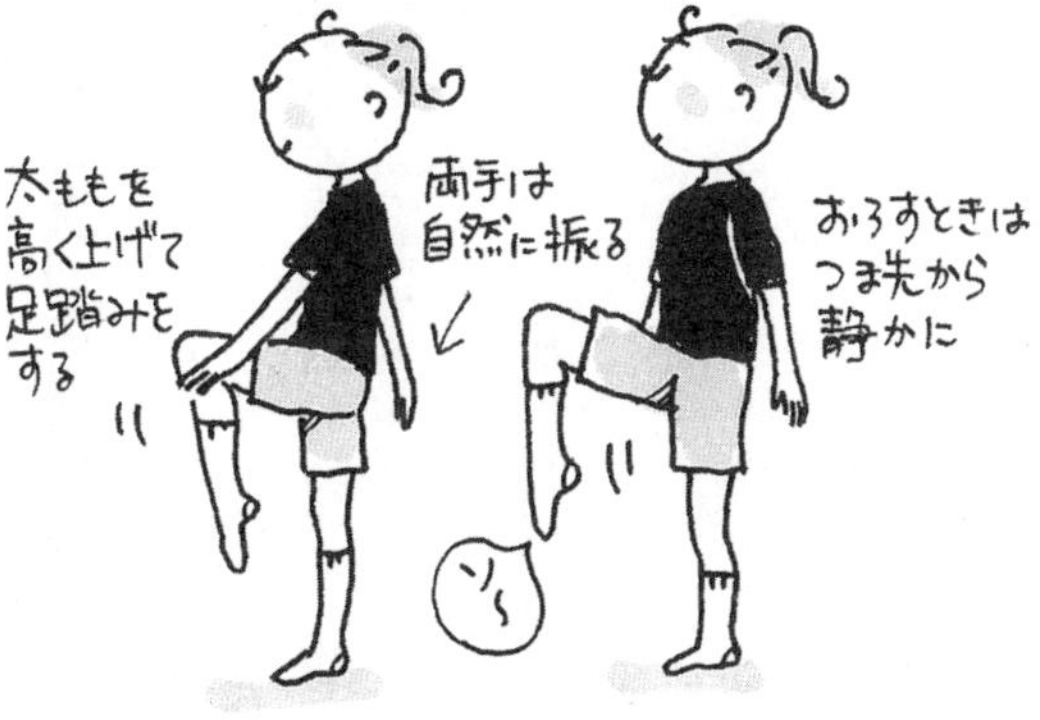
太ももを
高く上げて
足踏みを
する
両手は
自然に振る
おろすときは
つま先から
静かに

で繰り返す。つまり、太ももを高く上げた足踏みをすればいいのだ。

足をおろすときは、つま先から静かに。両手は自然な感じで振ればいい。

小腸や大腸の後ろ側にある腸腰筋と呼ばれる筋肉は、太ももとつながっている。

水平足踏みエクササイズを繰り返すことで腸腰筋を刺激すると、腸の働きが活発化して、その結果、腸内に滞っていたものが肛門に向けて送り出されるというわけ。

最初は自分なりのペースで始め、慣れてきたら1分間に100回、1日に300回くらいのペースで行うと、便秘解消にいっそう役立つ。

目覚めの炭酸水や牛乳で便秘をスッキリ解消

快便のためには、朝しっかり食事をとり、トイレにゆっくりこもる時間をとることが必須。とはいっても、忙しい朝は、そんな時間も十分にとりにくいときがある。

そんなときは、起床時に冷たい炭酸水をぐっと飲んでみよう。炭酸と冷たい水の刺激が大腸の働きを促して、便意を感じさせるだろう。水には便をやわらかくする効果もある。

また、起き抜けに冷たい牛乳を飲むのも非常に有効。冷たいことや、水分の効果だけでなく、牛乳に含まれる乳糖にも便をやわらかくする働きがあるからだ。

さて、便意を感じたら何はさておきすぐトイレへ。この関連づけも、便秘解消には欠かせない。なにしろ便意は30秒ぐらいしか続かず、すぐに治まってしまうからだ。

下痢のとき

下痢でつらいときは熱めの風呂に入ろう

下痢のときは、熱めの風呂がおすすめ。42～43℃の湯に7～8分程度半身浴すると、つらい下痢の症状が治まって楽になるはずだ。

これは自律神経の温熱作用によるもの。自律神経は自分の意志とは関係なく内臓や血液などの働きを調整する神経だが、腸はこの自律神経に支配されている。

自律神経のなかでも、心身を興奮させる交感神経が働くと、反対に腸の働きは鈍くなるという特性をもっている。下痢は腸が過剰に活発になり過ぎて起きるため、交感神経を優位にして、腸の働きを正常に戻すことが必要だ。

交感神経は、熱いお湯の刺激を受けると優位になる。そのため、下痢には高温浴が効くというわけだ。

反対に、下痢のときには、間違ってもぬるめのお湯につかってはダメ。

自律神経のなかでも副交感神経のほうが活発になり、疲れはとれるが腸の働きが促され、おなかはますますゆるくなるからだ。

下痢をしやすい人はスパイスの力を借りよ

ちょっと食べ過ぎたり飲み過ぎたりするとすぐ下痢をする人におすすめなのが、スパイスを使った料理だ。

クローブ、ナツメグ、キャラウェイ、コリアンダー、クミンといった肉料理によく使われるスパイスには、抗菌作用と優れた整腸作用があり、腸を正常な状態に整えてくれる。

これらのスパイスを毎日の料理にとり入れれば、自然と腸が丈夫になって、ちょっとやそっとでは下痢をしなくなるはず。しかも風味の増した料理なら、無理なくとれるに違いない。

なかでもクローブとナツメグは腹痛をともなう下痢に効果を発揮する。

これらのスパイスは料理だけでなく、紅茶などの飲み物に利用してもいい。

困った下痢体質には即効く梅ジュース

下痢の特効薬として忘れてはいけないのが梅。

梅のもつ強い殺菌作用は、食あたりによる下痢に非常に高い効果を発揮する。また、梅に含まれるカテキン酸は腸の働きを正常に戻して下痢を止めるという役割を果たしている。

梅ぼしや梅肉エキスをお湯で溶いて飲んでも効果はあるが、体質改善にはなんといっても手づくりの梅ジュースに限る。

つくり方はいたって簡単。まず青梅をよく洗い、水気をよく拭きとる。青梅と同量の氷砂糖を用意し、熱消毒した広口ビンに青梅と氷砂糖が層になるように交互に入れて、しっかりとフタをする。

そのまま冷暗所に置き、梅汁が出てきたら1日1回ビンを振る。実がしぼんできたら梅をとり出して、冷蔵庫で保存し、水で割って飲む。

このおいしい梅ジュースを毎日飲むだけで、下痢体質とはもうおさらばできるはず。

足指グルグル回しで冷えによる下痢を解消

おなかが冷えると胃腸が正常に働かなくなって、下痢をすることがある。そんなときに、なんの道具も使わずに胃腸を温かくする、とっておきの方法がある。

靴下を脱いで足の指を1本ずつグルグル回すのだ。まず10本の指をそれぞれ時計回りに回し、次に逆回りで回す。ただそれだけだが、胃腸の血行がよくなって温かくなる。

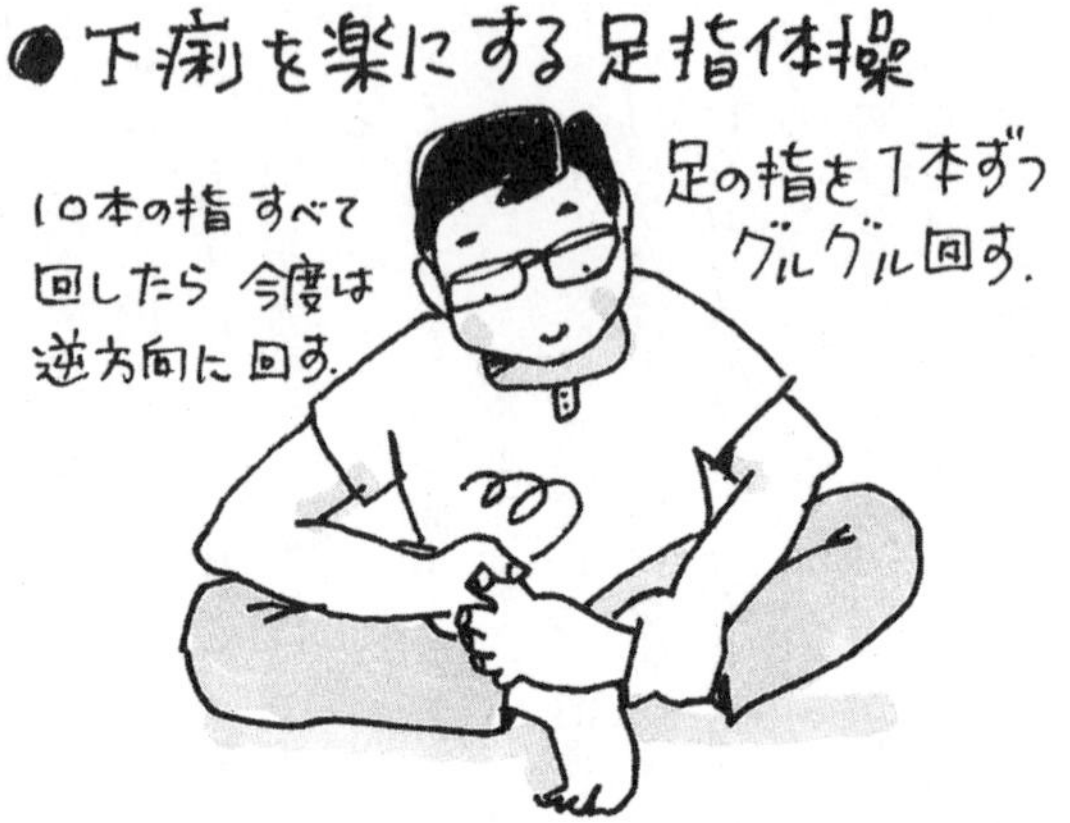
●下痢を楽にする足指体操
足の指を1本ずつ
グルグル回す.
10本の指 すべて
回したら 今度は
逆方向に 回す.

足先は心臓から一番離れているところなので、どうしても血行が悪くなりがちなところ。ここの血行をよくすれば、全身の血液循環も自然によくなり、体も温まる。すると胃腸の働きが回復して、下痢も治まるというわけ。

また、足指が胃腸などの臓器とつながっていると考える東洋医学では、足指をマッサージすることは、胃腸をマッサージするのと同じとされている。

おなかが冷えたらすぐに足指をグルグル回して、腸をケアしよう。

つらい下痢の症状はおろしりんごでストップ

便秘もつらいが、下痢は自分で止め

られないだけに、突然襲われると大人だってもうどうすることもできない。

不測の事態を防ぐためにも、下痢っぽいなと思ったら、あらかじめ、りんごをすりおろしたものを食べておこう。すったりんごが短時間で腸に到達し、整腸作用が働いて下痢の症状がやわらぐからだ。

その立て役者がりんごに含まれるペクチンという水溶性の食物繊維。

あれ？　でもペクチンって便秘にも効くって前に書いてなかった？　というあなたはスルドイ。ペクチンは、どちらの症状に対しても効果があり、腸を正常な状態に戻すスグレモノなのだ。下痢の場合は、腸内でゼリー状に変わり、ゆるんだ便をほどよいかたさにしてくれる。

しかも、腸を健康にする善玉菌の繁殖を助けて、下痢の原因となる有害菌の働きを抑え、下痢そのものを治そうとする働きもある。

ただし、この効果を得るためには、ペクチンを多く含む皮ごとすりおろすことが必要。そのため、ノンワックスで無農薬のりんごを使うようにしたい。

動悸がするとき

心臓には心臓を焼き鳥のハツで動悸を改善

中国では、弱った臓器の回復には、

弱った部分と同じ臓物を食べるのが習わし。これを「以類補類《いるいほるい》」とか「同物《どうぶつ》同治《どうち》」という。

たしかに精力剤は生殖器からつくられているものが多いし、糖尿病の治療薬であるインシュリンも動物の膵臓《すいぞう》からつくられている。

この考え方に従えば、心臓の動悸が気になるなら、牛や豚などの心臓の部分、つまりハツを食べるといいということになる。

栄養学的に見てみると、牛、豚、鶏の心臓（ハツ）には、心臓の働きを正常にするビタミンB1や貧血による動悸を抑える鉄が豊富に含まれている。

ハツはレバーなどの他の臓物に比べると、クセがなく食べやすい。動悸が気になる人は、ハツの焼き鳥を食べてみてはどうだろう。

胸がドキドキする人は胸を広げて呼吸しよう

年をとれば誰だって若い頃に比べて心臓も弱くなり、ちょっと運動するだけで、動悸や息切れもしてくるだろう。だからといってあきらめてしまってはいけない。心臓を鍛えて、症状を少しでも軽減しよう。

鍛えるといっても、道具も手間もいらない。休憩時間や手があいたときに、深呼吸をするだけでいい。

コツは肺のなかの息を吐き切ってか

ら、胸を広げて鼻から深く息を吸い込むこと。息を吸うときには、腹にも力を入れるようにする。

　そして、肺がいっぱいにふくらんだら、しばらくその状態を保ち、それから静かに鼻か口から細く長く息を吐き出そう。このときも息をすべて吐き切ることが肝心だ。

　この深呼吸には、全身の血液が心臓に戻るのを助けて、心臓の機能改善と強化に効果がある。

　毎日欠かさずに行えば、心臓が強くなって動悸もだいぶ楽になるはずだ。ただし、すでに心臓病を患っている人は、医師によく相談してから始めてほしい。

小指をかめば動悸が静まって楽になる

　自分の小指をかめば、心臓の動悸が静まるという方法がある。

　やり方は左の小指、爪の生え際の親指側の角を少し強めにかむだけ。かむときのコツは、爪と歯が垂直になるようにすること。

　ここには「少衝《しょうしょう》」という、心臓にとって大切なツボがあるからだ。

　さらに腕の内側の中央部分を手首からひじにかけて指圧しよう。ここにも心臓の働きをよくする「大陵《だいりょう》」、「郄《げき》門《もん》」、「曲沢《きょくたく》」といったツボが集まっているので、効果はグンと高くなる。

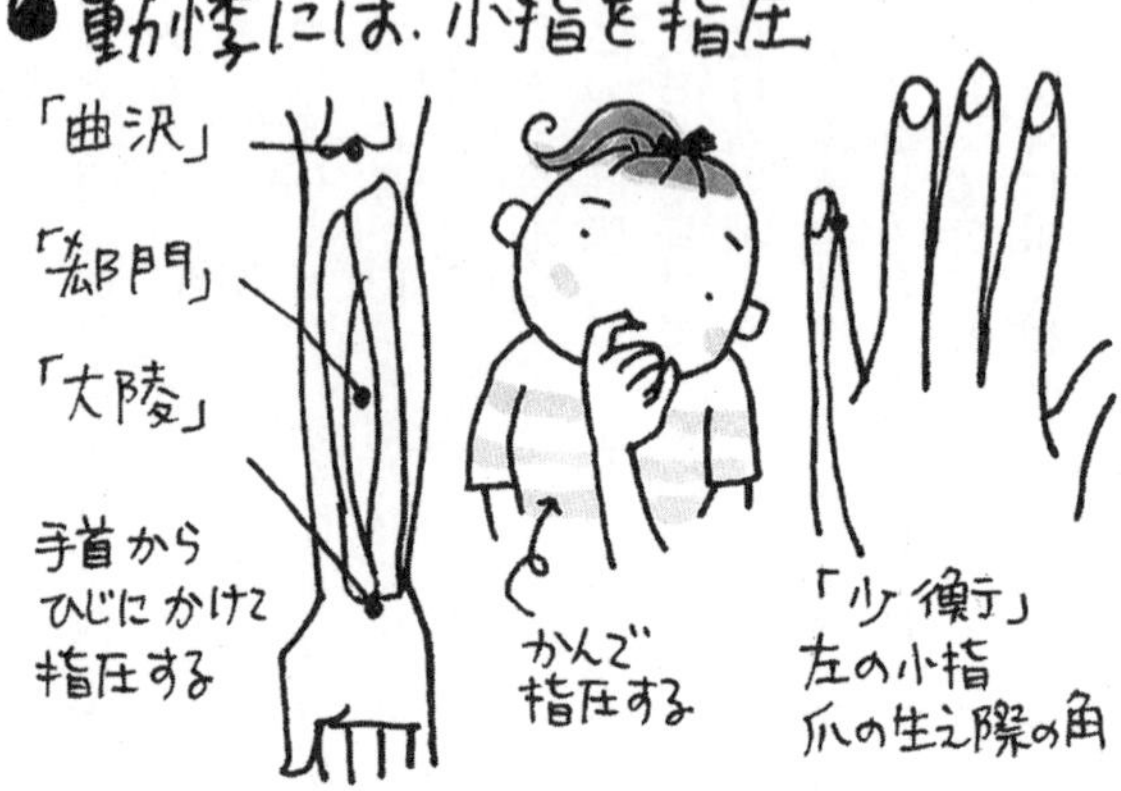
動悸には、小指を指圧
「曲沢」
「郄門」
「大陵」
手首から
ひじにかけて
指圧する
かんで
指圧する
「少衝」
左の小指
爪の生え際の角

動悸がしたら、左の小指をかんで、腕をもむ、と覚えておくと、いざというときにも安心だ。

心臓のドキドキを癒す香りの女王、ラベンダー

腹を立てたり、イライラすると、心臓がドキドキすることがある。体に悪いから、と思っても一度興奮してしまった気持ちを抑えるのはなかなか難しいものだ。

そんなときはアロマテラピー（芳香療法）の力を借りるといい。特におすすめしたいのが香りの女王とも呼ばれるラベンダーだ。

その洗練されたすがすがしい香りが、

気持ちをリラックスさせて、動悸を抑えてくれる。

もし、外出中に興奮して心臓がドキドキしたときには、ラベンダーの精油を1滴ハンカチにたらして、思い切り吸い込もう。

不思議とイライラが治まり、動悸もやわらいでくるはずだ。

また、仕事が忙しくてストレスがたまり、よく心臓がドキドキするという人にはこんな方法がおすすめ。

夜、風呂に入るときにラベンダーの精油を数滴、湯船にたらしたり、ティッシュペーパーに精油を1滴たらしたものをふたつ用意して、枕元の両サイドに置いて寝る。

全身の疲れがほぐれてぐっすり眠れるので、パワーがみなぎってストレスに対抗できるようになるだろう。

動悸が気になるときは足浴で心臓をパワーアップ

毎日の疲れを癒すには風呂が有効だが、心臓が疲れ気味でドキドキするという人には、ぜひ足浴を試してみてほしい。膝から下をお湯につける足浴には、特に心臓の疲れを癒す効果があるからだ。

42～43℃の熱めのお湯に10～20分間つけておくと、下半身の血行が高まり、血液が心臓に戻るのを助けてくれるので、全身の血液循環がよくなる。

その結果、心臓にも酸素や栄養がたっぷりと行き渡り、疲れがとれて機能がアップする。気になる動悸もいつしか治まっているはず。

足浴のときは足の指を開いたり、足踏みをしたりして足を動かすと、より効果的。ぬるくなったら熱いお湯を入れて温度をキープしよう。

ただし、心臓病を患っている人は、医師の了解を得ることが必要だ。

胸がドキドキしたら民間療法の卵油はいかが

心臓の動悸によく効く民間療法として、古くからいい伝えられているものに卵油がある。卵油とは、卵黄をフライパンで強火で炒めたとき、そこからにじみ出てくる黒い油のこと。

毎日、朝夕小さじに1/3ずつ食べるとよいとされている。

漢方の世界では、卵の黄身は「陰（血液や体液など）」を補う働きがあり、心臓病に効果を発揮すると考えられている。

また、卵の黄身に含まれるレシチンには、血管内に沈着したコレステロールをとり除く働きがある。血管内のコレステロールが多過ぎると心臓の動脈硬化を起こし、動悸、息切れなどの症状を引き起こす恐れがあるのだ。

ただ、その一方で、卵の黄身にはコレステロールが多いのでセーブが必要という考え方もある。その人の症状によっても変わってくるので、医師に相談の上、試してみるといいだろう。

胸が痛むとき

肋間神経痛の痛みを鎮める手軽な温湿布法

肋間《ろっかん》神経痛がどうして起こるのかは、いまだにはっきりとはわかっていない。でも、効果的な対処法は判明しているので、ご紹介しよう。

胸からわき腹にかけて、体の表面がピリッと痛むようなときは、とにかく温めるといい。

風呂に入って温めるのもいいが、面倒なら痛む部分だけを温湿布してもいい。ぬらしたタオルを電子レンジに入れてチンすると、すぐにあつあつの温湿布タオルができるので便利。

ドライヤーを温風にして、熱くない程度に離し、痛むところにあててもいいだろう。

痛む部分を温めることによって血液の循環が促されるので、痛みが鎮まってくるはずだ。

らっきょうを食卓の友にこれで心臓を強化

らっきょうは、今でこそカレーライスの添え物というイメージだが、漢方の世界では昔から心臓の薬として胸の痛みに用いられるほど、その薬効は有名だった。

その秘密は、血液をサラサラにして循環を促す作用にある。血液の循環がよくなると、心臓に必要な酸素や栄養分が血液とともに送られてくるので、心臓の機能がアップして痛みがとれてくるのだ。

この働きをするのが、らっきょう独特の香りを生む硫化アリル。酢と組み合わせるとその効果がよりアップするので、らっきょうの酢漬けを食卓の友にして、早速、心臓強化をはかろう。食事ごとに、2~3個ずつ食べると効くとされている。

なお、胸が痛い場合には、自己診断は危険。重大な病気がひそんでいるかもしれないから、とにかく一度、医師の診断を受けたほうがいい。

狭心症の痛みに襲われたら腕のツボをすぐに指圧

狭心症の人が急に発作に襲われたら、まずはしゃがみこむか、椅子に座って、じっとして動かないことだ。

同時に、腕の内側の手首とひじの真ん中にあるツボ「郄門《げきもん》」を押すと、痛みを鎮めるのに効果がある。

親指をツボに直角にあてて、3~5秒間強く押す。3~5回押すと胸の痛みがやわらいでくるはずだ。

胸の痛みは、特に心臓には疾患がな

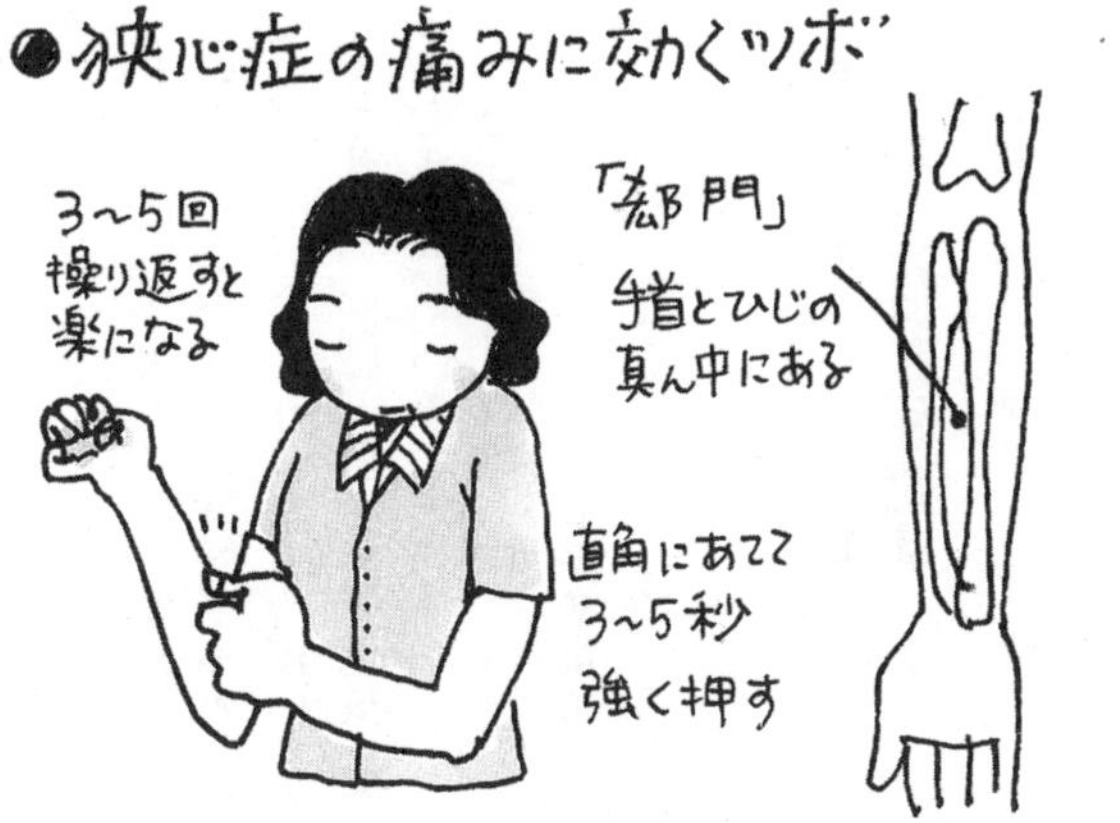
●狭心症の痛みに効くツボ
3〜5回
繰り返すと
楽になる
「郄門」
手首とひじの
真ん中にある
直角にあてて
3〜5秒
強く押す

いのに感じる場合もある。

これは「心臓神経症」と呼ばれる心因性の病気で、自律神経失調症や更年期障害などが発端になることもある。このツボはそんなケースにも効果があるので、痛みを感じたらすぐ指圧してみよう。

肝臓が疲れているとき

肝臓をいたわるすっぱい食べ物

食べ物の味は大まかに甘い、辛い、苦い、すっぱい、塩辛いに分けられる。中国の薬膳では、これら五味は臓器と深い関係があると考え、病気や体の状態を把握し、治療する手がかりにしてきた。

例えばレモンや酢など、酸味のあるものがほしくなるのは肝臓が疲れている証拠。逆に、こうしたすっぱいものを食べれば、肝臓が癒されて元気になると考えられている。

ただし、いくらいいからといって、とり過ぎればかえって肝臓を傷めてしまうことにもなる。あくまでもほどほどが肝心だ。

しじみドリンクが弱った肝臓を癒す

昔から「肝臓の働きをよくするにはしじみがいい」といわれるが、それは、壊れた肝細胞の再生に欠かせない良質のタンパク質が含まれているからだ。

また、肝機能を正常にするビタミンB12やビタミンB2、鉄、カルシウムも豊富。タウリンも多く、胆汁の排泄を促進して、肝臓の働きを活性化させる効果がある。さらに、肝臓の働きを促すグリコーゲンも含んでいる。

肝臓のクスリといってもいいほど、しじみは肝臓に必要な成分をたっぷりもっているというわけだ。

しじみといえばみそ汁が定番だが、毎日飲むならしじみドリンクがおすすめ。鍋にしじみと水5カップを入れ、水の量が1/3になるまで弱火で煮る。ガーゼでこし、しじみをとり除いた汁をビンに密閉して冷蔵庫に入れる。これを毎日、食事前に50㎖ずつとる。

これで、疲れた肝臓も元気になるはず。味も悪くないので試してみてはどうだろうか。

心臓にハツなら肝臓の疲れはレバーで癒す

心臓にはハツがいいことはすでに紹介したが、「以類補類」は肝臓の場合も同じこと。肝臓を元気にするためにはレバーが役に立つ。

疲れた肝臓に必要な栄養素は、まず肝細胞を再生するための良質のタンパク質。さらに、肝機能を活性化するビタミンやミネラルを十分に補給することも必要だ。レバーにはこの両方が含まれている。

レバーに含まれるタンパク質は、人間に必要な必須アミノ酸をバランスよく含むタンパク質で、質が高い。

また、ビタミンAの含有量が非常に高く、にんじんの約10倍にも及ぶ。ビタミンB群、ビタミンCも豊富に含まれている。

ビタミンだけでなく、ミネラルが多いのもレバーの特徴で、1食分に含まれる鉄の含有量は、豚レバーの場合では、ほうれんそうの約3倍、鉄が最も少ない牛のレバーでもほうれんそうとほぼ同じだけ含んでいる。

好き嫌いが多い食べ物ではあるが、

ぜひとも献立にとり入れるようにしたい。炒め物や煮物にしてもいいし、揚げ物やペースト、ソースなどに利用してもおいしい。

レバー独特の臭みが気になるときは、しょうがやねぎなどの薬味を利用すると食べやすくなる。下ごしらえのときに、牛乳や酒に浸して臭みをとる方法もある。

なお、レバーは牛、豚、鶏、いずれも栄養価が高いが、なかでも豚のレバーは特にすぐれている。

肝臓を元気にするには アーティチョーク茶

肝臓が疲れ気味というときは、アーティチョーク茶を試してみよう。

アーティチョークは、前菜などによく利用される欧米ではおなじみの野菜。実は薬用ハーブとしても有名だ。

このアーティチョークの葉を利用したお茶には、疲れた肝臓を癒す作用があるとされている。

葉に含まれるシナリンという成分が、肝細胞の再生を促し、肝臓の機能を高めるためだ。

つくり方は、アーティチョークのドライハーブ5gに、カップ1杯の熱湯を注ぎ、5~10分蒸らす。これを1日3回飲む。

ドライハーブはハーブ専門店などで購入できる。

肝臓の疲れには、「食後、牛になる」とよい

「食べてすぐ横になると牛になる」と子どもの頃、親に叱られた記憶のある人は多いかもしれない。

たしかに行儀は悪いが、ゴロンと横になることは、疲れた肝臓をいたわるのに適した健康法なのだ。

肝臓は大きな臓器なので、人一倍血液を必要とする。しかし、食べた後は血液が消化吸収を促すために胃腸に集中してしまうため、肝臓の血液量が少なくなってしまう。

横になれば、自然に血液が肝臓に流れやすくなり、肝臓も元気に活動できるというわけだ。

邪気をとり除く気功で弱った肝臓を癒す

疲れ切った肝臓を元気にするためには、気功が効果がある。気功とは、「気（生命の源）」を整えて、心身を健康にするワザだ。

やり方はまずあお向けに寝て、全身の力を抜く。次に右手の指を広げて、腹の右上にある肝臓の上に置き、左手はへその左下に置く。

この形のまま、腹式呼吸を行う。息を吸ったときには腹がふくれて、息を吐いたときには腹がへこむように呼吸をしてみよう。息は鼻から吸って、鼻

か口から吐き出す。

また、息を吐くときは、肝臓の上に置いた右手に意識を集中させ、指先にやや力を入れて、肝臓のある上腹部を上下に軽くゆするようにする。息を吸うときには、この動作を止める。

このとき大切なことは、肝臓のなかに正気（病気を治す宇宙のきれいなエネルギー）を入れて、邪気（肝臓内の汚れたエネルギー）を排泄するというイメージを抱きながら行うこと。

体の外と内にあるエネルギーを交換するようなつもりでやってみるといいだろう。

5分間行ったら、いったん休んで、また5分間続ける。毎日、朝晩、数回

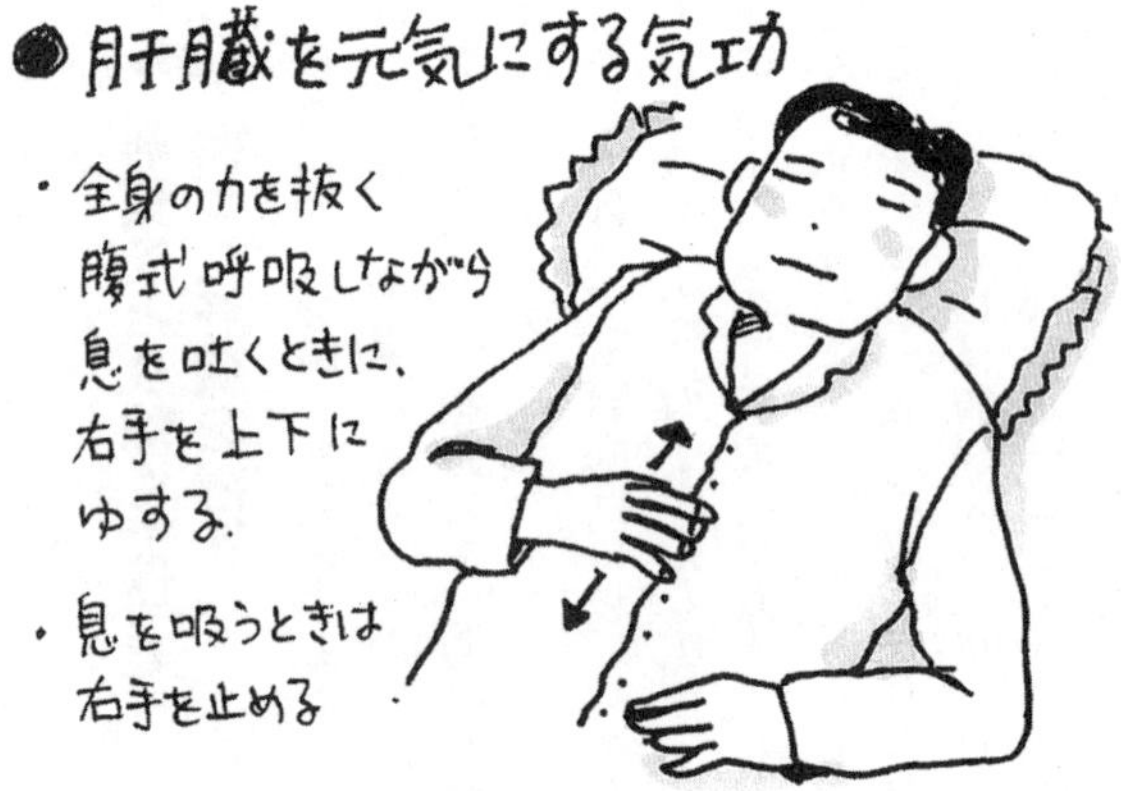
●肝臓を元気にする気功
・全身の力を抜く
腹式呼吸しながら
息を吐くときに、
右手を上下に
ゆする。
・息を吸うときは
右手を止める

ずつ行うといいだろう。

最後に「調心《ちょうしん》」といって、できるだけ雑念を払い、無の状態に入るようにできるとベストだ。

気功がなぜ効くのかまだ科学的に証明されていない部分もあるが、気功は中国で古くから多くの人によって実践され、伝えられてきた健康法だ。実際に、多くの人がこの方法で肝臓を癒している。慢性肝炎の治療のひとつとして使われているぐらいなので、ぜひ試してみてほしい。

肝臓に力をあたえるのはネバネバヌルヌル食品

糸を引くようなネバネバ食品といえば、やまいも、さといも、オクラ、なめこがある。

これらの食品には、糖とタンパク質の複合体である「ムチン」と呼ばれる粘液質が含まれていて、肝機能を高める効果がある。

特に、マグロの山かけや豚肉とさといもの煮物など、肝臓の修復に欠かせない良質のタンパク質と組み合わせた料理は、ムチンパワーをよりアップさせるので、肝臓を癒すにはピッタリ。

また、ネバネバ食品といえば、納豆も忘れるわけにはいかない。ムチンは含まれていないもののビタミンB2が多いので、肝臓の解毒作用を助けてくれる。

肝臓を元気にする〝海の幸〟カレー

体に入るさまざま有害物質を解毒してくれる肝臓はいつもフル回転。

そんな疲れ気味の肝臓を元気にしたいと思ったら、今晩の献立はシーフードカレーがおすすめ。効果がある理由は、カレーに入っているターメリックと、貝類やいか、たこ、かになどに多く含まれるタウリンだ。

カレーの黄色の元であるターメリックには、肝臓の解毒作用を強める働きがある。

タウリンには胆汁の排泄を促し、肝臓の働きを促進させる効果がある。

両面から肝臓をサポートして、肝臓をパワーアップしよう。

しょうが温湿布で肝臓をスッキリさせる

暴飲、暴食によって肝臓がスッキリしないときは、民間療法のしょうが温湿布をおすすめする。これが肝臓の疲れに効果があるのだ。

まず、しょうがを80gほど用意し、皮ごとおろして布袋に入れる。次に約1ℓの水を鍋に入れて火にかけ、70℃くらいになったらしょうがの入った布袋を入れて、弱火で煮出す。

ここで注意したいのは沸騰させないこと。沸騰させるとしょうががもつ酵素の効果がなくなるからだ。

そして厚手のタオルを湯のなかに浸してかたく絞る。それを右胸の下、肝臓のあるあたりにあてて温める。

20分ほど温めれば、温湿布としょうがの効果で血行が促され、肝臓の働きがよくなってくる。

肝臓が疲れ気味のときには、寝る前に1週間ほど続けよう。肝臓がスッキリした気分になること請け合いだ。

二日酔いのとき

大根ジュースで不快な症状を一掃

深酒した次の朝、起きるとまだ酒が残っていて、胃もムカムカする。こんな二日酔いの症状があるときは、大根ジュースで解消してしまおう。

大根には解毒作用があるので、体に残ったアルコールの排出を助けてくれるのだ。

また、大根にはジアスターゼやアミラーゼといった消化酵素もたっぷり含まれているので、胃の消化を助けてムカムカした症状を解消してくれる。

大根ジュースのつくり方は、おろした大根をガーゼでこし、おろし汁にはちみつを入れるだけ。この大根ジュースをグイッと飲めば、肝臓も胃もスッキリして、リフレッシュできる。

ただしこのジュースは、時間がたつ

と効果がなくなるので、つくったらすぐに飲むことが大切だ。

二日酔いの朝は、柿を食べて元気をつける

「二日酔いには柿」という言葉を聞いたことがあるだろうか。

実は、これは科学的に見ても正しい二日酔いの対処法といえる。

柿には、果糖やビタミンC、渋味成分のタンニン、アルコールデヒドロゲナーゼという酵素など、肝臓の機能を助けて、体内に残ったアルコールを早く分解する成分が多く含まれているからだ。

二日酔いの朝に、よく熟した柿を1個食べるだけで、効果があるので試してみてはどうだろうか。

時期的に柿が手に入らない場合には、干し柿で代用することもできる。

なお、柿は二日酔いの予防にも効果があるので、飲む前に食べるのもいい。

体がむくむとき

寝不足で顔がむくむときは胸の真ん中をプッシュ

むくみの原因はいろいろあるが、そのひとつに、過労や寝不足で顔全体がむくむことがある。

こんな症状に効くのが「膻中《だんちゅう》」というツボ。

膻中は胸部の中央に位置する。正確には、左右の乳首を結んだ線と、眉間と鼻を通って体の中心を走る縦線が交わる点。少しくぼんでいるので、それを目安にするといい。

親指の腹で押すだけでも効果はあるが、親指の先を直角に曲げて小さく「の」の字を書くように押してみるとより効果が上がる。

これは「指ハリ刺激」といって、指を鍼《はり》に見立てて刺激する方法。あまり聞いたことがないかもしれないが、中国ではごく一般的な指圧法で、よく使われている。

1回に3〜5秒押して、計5回ぐらい押すといい。

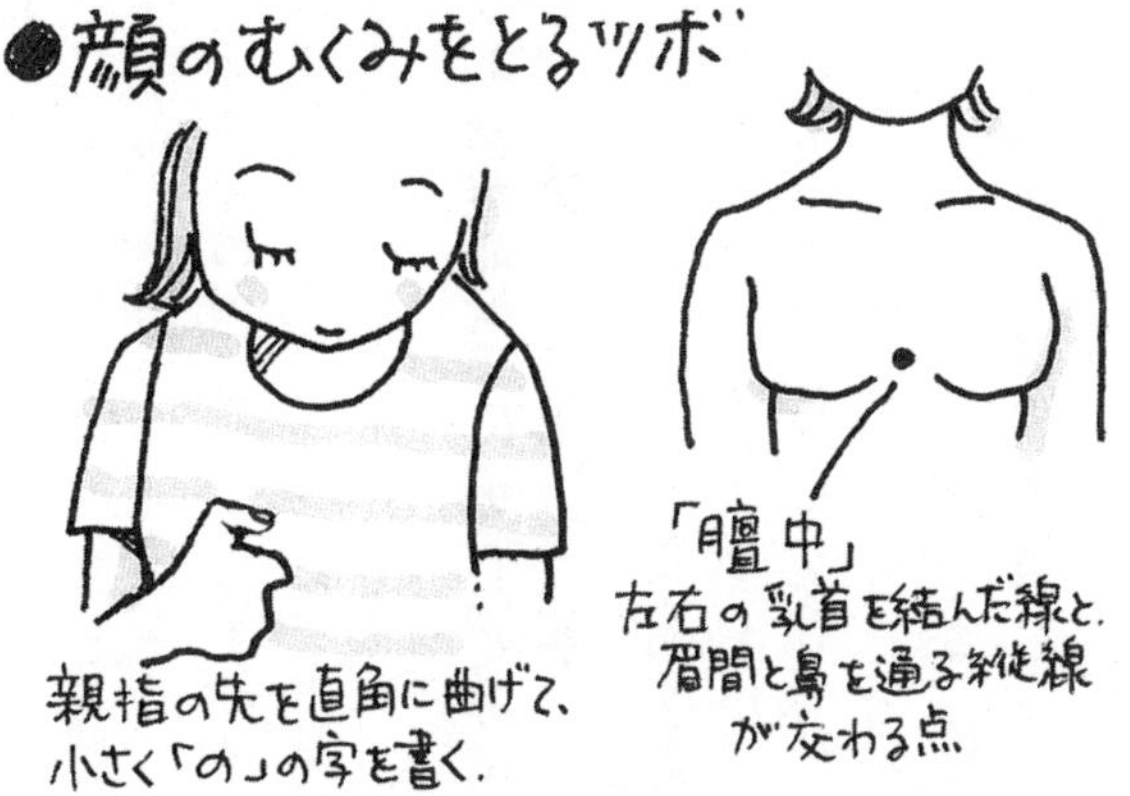

タンポポコーヒーでむくみをとる

むくみとは、腎臓病などの病気や栄養不足、疲れなどによって体内に余分な水分が残った状態。

民間療法では、タンポポは「おねしょのハーブ」といわれるほど利尿作用が強い植物とされている。そのため、タンポポを使ったコーヒーを飲むと、代謝を促進して尿の出を促し、むくみの解消に一役買ってくれる。

健康食品店などでも手に入るが、自分でもつくれるのでトライしてみよう。まず、タンポポの根をフライパンでから炒りした後、ミキサーでパウダー状にする。再び、フライパンでサラサラになるまで炒るが、このとき数回に分けて炒ると焦げにくい。

200ccの湯に対してティースプーン1杯が目安。フィルターでこせば、タンポポコーヒーのできあがりだ。

腎機能低下によるむくみに1日1食、黒い食品を

腎臓には体液の水分量を調節する働きがあるが、腎臓をわずらうと体内の余分な水が排出されにくくなり、むくみが生じてくる。

このようなむくみを解消するためには、まず専門医の治療を受けることが必要になる。そのうえで、食品パワー

も利用してみてはどうだろうか。

「陰陽五行」の思想に基づいた中国の食養生によると、五臓（肝、心、脾、肺、腎）それぞれを癒す食べ物は、食べ物の色で見分けることができるとされている。それによると、腎臓を癒して、腎機能を高めるのは黒い食べ物なのである。むくみが気になるときは、試しに黒ゴマ、こんぶ、しいたけ、そば、うなぎ、ぶどうなどの黒い食品を1日1食、とり入れてみよう。

むくみがあるときは11時までに就寝すること

むくみの原因のひとつに、腎臓のトラブルが考えられる。


腎臓をいたわり、元気にするためには、毎日の生活のなかでいくつか気をつけなければならないことがあるが、なかでも大切なのが夜更かしをしないで毎日早く寝ることだ。

寝ると体の疲れが回復するように、臓器も睡眠によって回復する。ところが、夜更かしをすると生体リズムがくずれて、たとえ睡眠時間をきちんととっていてもうまく機能を回復することができなくなる。

では何時に寝ればよいのだろう。理由はまだよくわかっていないが、腎臓は、午後11時から午前1時の間に回復するといわれている。

だから腎臓にパワーをあたえてむく

みを緩和したいのなら、夜11時までに就寝することだ。

心臓に原因があるむくみに りんごの黒焼き

むくみは腎臓だけでなく、心臓にトラブルがあるときにも起こる場合がある。むくみが最初に顔にあらわれたら腎臓に、足に見られるようなら心臓に原因があるといわれている。

正確な診断は専門医にまかせるとして、ここでは心臓が原因のむくみに効果的な民間療法をご紹介しよう。

薄切りにしたりんごを、ホイルでくるみ、焼き網で黒くなるまで焼く。その粉末約5gをお湯で飲む。

なぜこれが効くのか理由ははっきりしていないが、昔から多くの人が利用してきて、効果を上げてきた方法だ。試してみる価値はあるだろう。

尿が出にくいとき

利尿作用のある ジュニパーベリーティー

尿の出が悪い人におすすめなのが、ジュニパーベリー。これはヒノキ科セイヨウネズの熟した実を乾燥させたもので、利尿作用があることで知られるハーブだ。

ジュニパーベリーティーをおいしく入れるには、実を軽くスプーンの背でつぶしてから熱湯を注ぐこと。

　分量はティースプーン1杯弱に対して、お湯は1カップが目安。5～6分置くのがコツ。ピリッとした香りに、体も気分もスキッとする。

　ただし、妊娠中の人や腎臓に疾患がある人には適さないので、飲まないこと。また、長期間に渡って飲み続けないようにしてほしい。

尿が出にくいときには腰をトントン

　尿が出にくいと感じたり、しかも時間がかかるような症状が続いたら、腎臓病などの病気の恐れがあるのでまずは病院で検査すること。

　そのうえで紹介したいのが、次の応急処置法だ。

　排尿困難でつらいときには腰を叩くといい。こうすると尿が出やすくなる。

　やり方は、両膝を開いてしゃがみ、背筋を伸ばして腰の辺りをトントントンと軽快なリズムで軽く叩くだけ。

　ここには「腰、背部の関所」という意味の「陽関穴《ようかんけつ》」というツボがあって、刺激して興奮させると排尿が促進されて尿が出るといわれている。

　叩き方にはコツがある。必ず右手でこぶしをつくって叩くこと。

　理由は定かでないが、左手で叩くとかえって悪化させる場合があるというので気をつけてほしい。

● 尿の出を促す腰叩き

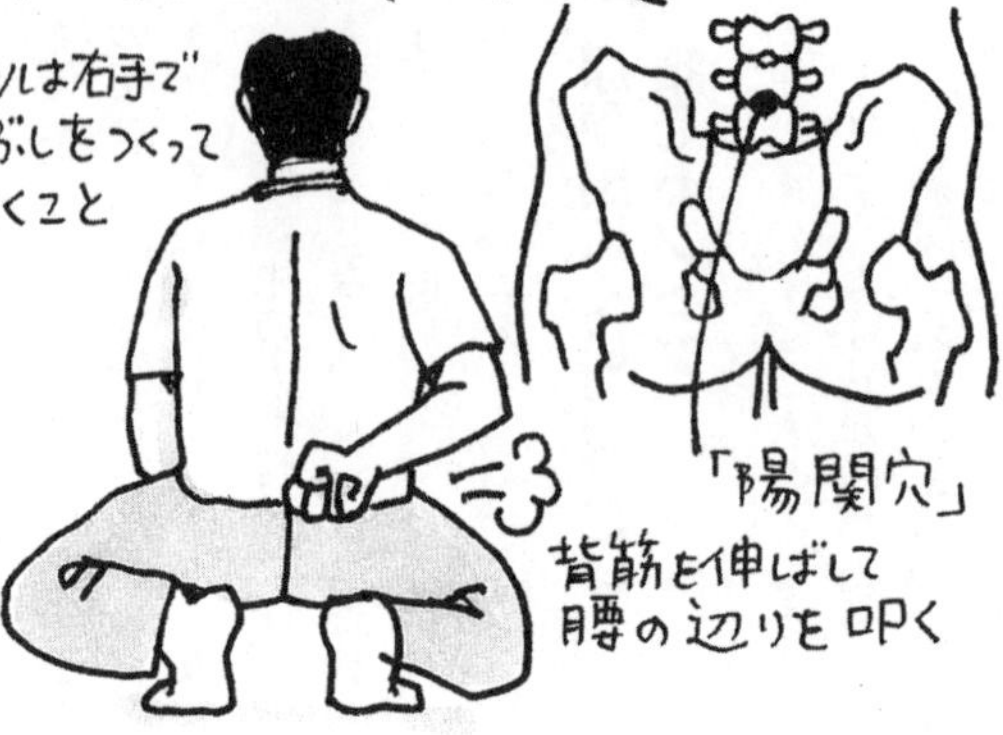
コツは右手で
こぶしをつくって
叩くこと
「陽関穴」
背筋を伸ばして
腰の辺りを叩く

すいかを丸ごと食べれば尿の出がよくなる

身近な食べ物で、尿の出をよくしてくれるものがある。それは夏を代表する果物、すいかだ。「すいかを食べたらトイレの前で寝ろ」ということわざがあるほど、すいかには強い利尿作用がある。

それはすいかそのものに水分が多く含まれていることもあるが、利尿作用を促すカリウムやシトルリンという成分を含んでいるためだ。

すいかの実を食べるだけでももちろん効果はあるが、より利尿作用があるのは捨ててしまう皮のほうだ。

皮なんてまずそうと思うかもしれないが、スイカの白い部分を皮ごと水で煮たスープは、さっぱりしていて意外においしい。

とうがんのスープを思い出してみると想像しやすいだろう。

すいかを食べた後は皮が大量に残るので、捨てずにスープに利用してみよう。

ただし、すいかは体を冷やす働きもあるので、冷え性の人は食べ過ぎないようにすることが大切だ。

小便の出を促すのはあさりのみそ汁

庶民の食べ物あさりは、昔から「小便を能《よ》く利する」といわれて、尿の出を促す食品として知られてきた。

理由ははっきりしていないが、長年の経験から効果があるといわれている民間療法のひとつだ。

尿の出がイマイチという人は、朝食や夕食に、みそ汁やスープ、酒蒸しなどにして食べてみよう。

ただし、どの料理も薄味にすること。尿の出をつかさどる腎臓に負担をかけないためだ。

こんぶを加えれば、旨味を引き出すことができて、薄味でもおいしく食べられる。

なお、あさりは尿の出が悪くて、むくみもあるという人にもおすすめだ。

〝疲れやすい性格〟はあるのか?

もしあなたが真面目で仕事熱心、人から頼まれるとイヤといえないタイプだとしたら「疲れやすい性格」かもしれない。

行動パターンの分類では、このタイプを「A型人間」と呼ぶ。A型とは、Active（積極的）、Aggressive（攻撃的）からつけられた名称。前記以外にも、上昇志向が強い、せっかち、負けず嫌いなどの特徴がある。ある研究によると、このタイプは狭心症《きょうしんしょう》や心筋梗塞《しんきんこうそく》などにかかりやすいというデータが出ている。

A型人間は、寝食を忘れて仕事に没頭し、体調が悪くてもがんばる傾向があるので、結果的に疲労をためて病気を招いてしまうものと見られている。

また、気持ちの切り換えが下手で、心配性の人も疲れやすい性格といえる。このタイプの人は休息をとっても心が休まらないので、体の緊張も解けず、疲れがたまりやすいのだ。

性格を変えるのは難しいが、「休み上手」を心がけて、心身をリラックスさせる時間をもつようにすれば、「疲れにくい性格」になることも可能だろう。

第4章

セックス別 弱ったアソコの 元気復活法

男性編

インポテンツのとき

おなかを時計回りにさすり立たない悩みにサヨナラ

その気が起こらない、しっかり立たないときには、恋人に下腹部をやさしくなでてもらうといい。

その理由のひとつは、マッサージによるリラックス効果にある。

男性の場合、自律神経のなかでも、心身をリラックスさせる作用のある副交感神経が働くと勃起する仕組みになっている。一方、心身を緊張させる作用のある交感神経が働くときは萎縮するのだ。

一見、その逆のように思えるかもしれないが、とにかく男性の機能はそのようにできているのだ。

恋人におなかをやさしくなでてもらうことで心身の緊張がほぐれ、勃起が起こりやすくなるのである。

もうひとつの理由がツボ。下腹部には「中極《ちゅうきょく》」や「関元《かんげん》」という生殖器の働きを高めるツボがある。

このツボを効果的に刺激するためには、指の腹でらせんを描きながら、時計回りに下腹部を軽くマッサージしてもらうとよい。

　もちろん、おなかのマッサージは自分でやってもかまわないが、彼女にやってもらったほうがずっと気持ちがいいはずだ。その分、リラックス効果も高まる。

　ただ、これは、気心の知れた親密な関係の恋人や妻の場合にあてはまること。つきあって間もない相手、あるいは一夜限りの相手ではあまり効果がないかもしれない。

ペニスの根元を押して男を復活させる

　若い頃の元気をとり戻したい。そう思っているのなら、夜、寝る前にペニスの根元のあたり、恥骨の上部の両側をグーッと押そう。

　実は、ここには「羊矢《ようし》」というインポテンツや精力減退に効くツボがある。

　羊矢は、精力絶倫といわれる羊の文字がつけられるほど、素晴らしい効果があるとされるツボ。ここを押すと生殖器に直接刺激が伝わるので、勃起能

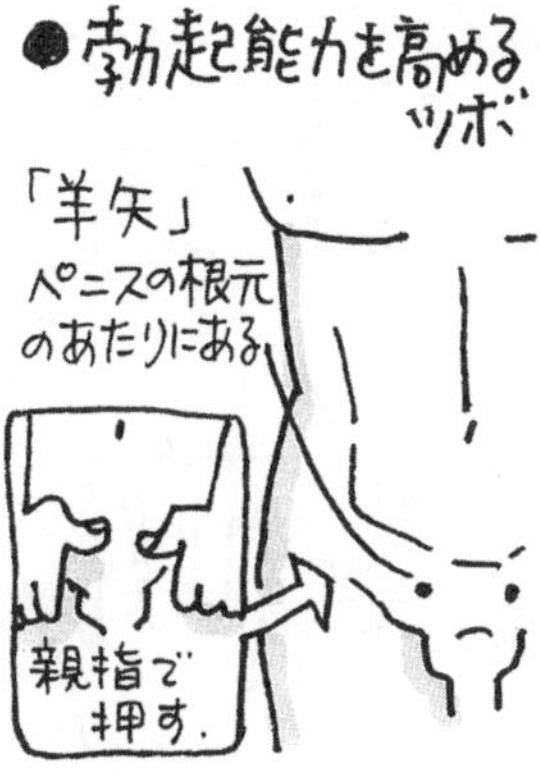
●勃起能力を高めるツボ
「羊矢」
ペニスの根元のあたりにある
親指で押す。

力が高まるとされている。

まずあお向けになったら、膝を少し立てておなかの力をゆるめる。ペニスの根元に両手の親指をあてて、痛みをビーンと感じるところまで静かに3〜4秒ほど押すのがポイント。

この指圧を5分ほど行えば、ウソのように男が復活してくるはずだ。

突然、立たなくなったら左手をやさしくもみほぐす

男性は何といってもデリケート。ストレスが続くと突然、インポテンツになるという例は多い。

そうなってしまった場合は、左手の手のひらの真ん中にある「労宮《ろうきゅう》」というツボを1分間ほど、ゆっくり軽くもみほぐすといい。

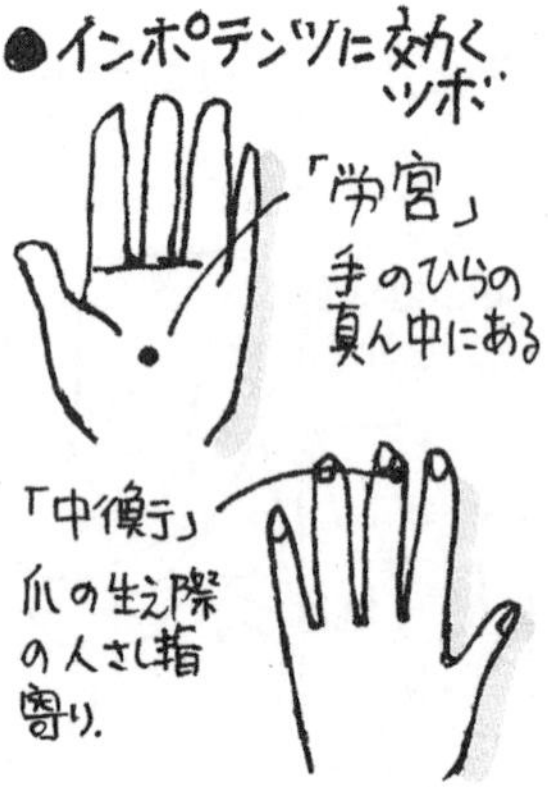
●インポテンツに効くツボ
「労宮」
手のひらの真ん中にある
「中衝」
爪の生え際の人さし指寄り。

このツボは、ストレスが原因で衰えた男性機能を正常に戻してくれる効果があるといわれている。

さらに、左手の中指の両脇を右手の親指と人さし指ではさみ、爪の先から指のつけ根に向かってなでるようにマ

ッサージすると、その効果はより高くなる。

　また、左手の中指の爪の生え際にある「中衡《ちゅうしょう》」というツボにも、性能力を高める作用がある。右手の親指と人さし指で中衡をはさみ、もみほぐすように刺激するといい。

　これらのツボを毎日1〜2回根気よく押してみよう。もちろん、ストレスをためないように心がけることはいうまでもない。

強精効果バツグンのにらを豚肉と食べればパワー倍増

　中国では、男はにらを食べると精力絶倫になるといわれている。インポテンツに悩む人は、この強精効果をもつ野菜を積極的に食べてみよう。

　にらを食べる場合、おすすめしたいのが豚肉と一緒に食べること。

　にらに含まれるビタミンB6には、豚肉に多く含まれているタンパク質や脂質の代謝を高める働きがある。

　また、にらのにおいのもとである硫化アリルが、豚肉に豊富なビタミンB1の吸収を助けてくれる。ビタミンB1はエネルギー代謝に必要な栄養素なので、にら&豚肉を一緒に食べるとパワーが倍増するというわけだ。

　ランチににら肉炒めやギョーザを食べれば、精がついて夜は元気になるはずだ。

芸術的な生活で夜の生活をとり戻す

インポテンツを引き起こす大きな原因がストレスであることはよく知られている。

精神的なストレスで脳が疲れると、セックスの欲望を起こさせる性中枢への刺激伝達が阻害されて、性的な興奮が起こらなくなる。

さらに、勃起を促す神経伝達物質が減少して、勃起に不可欠な男性ホルモンの働きを悪くするのだ。

もし、ストレスのせいでインポテンツになってしまったら、美術館に行って絵を見たり、音楽を聞いたりして芸術的な生活を楽しむようにしよう。

そんなストレス解消法は聞き飽きた、と思う人もいるかもしれないが、芸術的生活の思わぬ効用には、きちんとした理由があるのだ。

脳は左脳と右脳に分かれていて、左脳は言語中枢をつかさどり、物事を分析するときに働く理性の脳。一方、右脳は物事を全体的に把握し、情緒をつかさどる感性の脳といわれる。

私たちは通常、言葉中心の生活を送り、理性で行動しているため、左脳がストレスを受けやすい。

そこで右脳を使って左脳の働きを弱めれば、脳全体のバランスがよくなり、ストレスがスムーズに解消されることになる。それには感性で楽しむ芸術鑑賞がピッタリなのだ。

芸術的な生活は、科学的に見ても、インポテンツに効くのである。

男性ホルモンに直接効く恋に勝る精力剤はなし

「恋は若返りの妙薬」というが、これは本当のこと。

男性機能に重要なのが男性ホルモンだ。この分泌が悪いと性欲がなくなるし、立たなくなってしまう。ところが、まさに恋は男性ホルモンを復活させるすごい魔力をもっている。

それは、男性ホルモンの分泌の仕組みに関係がある。

男性ホルモンは、脳の内部にある脳下垂体から出る性腺刺激ホルモンや副腎皮質ホルモンによって、精巣や副腎皮質が刺激されることで分泌される。異性に関心をもつと、この脳下垂体が刺激されてホルモンが出やすくなるというシステムが備わっているのだ。

つまり恋をすれば、いつもドキドキするので脳下垂体が働いて、男性ホルモンがたっぷり出る。それで疲れ気味の男性機能も快調になるというわけ。

その相乗効果で男の魅力は増すし、他のホルモンの分泌も促されて体も元気になるので、いうことなし。

男っぷりを上げ、アソコをよみがえらせるには、恋に勝るものはない。

精力が減退しているとき

姿勢をよくするだけであなたもタフな男になる！

「最近、セックスが弱くなってきた」と悩んでいるあなた。もしかすると猫背になってはいないだろうか。それがセックス力を弱くしている原因かもしれない。

脳と臓器の情報を伝達する通り道となっているのが脊髄《せきずい》、つまり背骨だ。もちろん、女性の裸体に興奮した視覚情報もここを通る。

性的欲求が起こると、性衝動をつかさどる脳の性中枢を刺激する。その信号は脊髄の中枢神経を通って、腰椎《ようつい》にある脊髄勃起中枢に届いて勃起を促すというシステムになっている。

もし姿勢が悪く、背骨や腰椎が曲がっていると、性中枢からの信号がきちんと伝わらないので、アソコが弱くなってしまうのだ。そこで、背骨を伸ばして歪みを直す方法を紹介しよう。

背筋を伸ばしてまっすぐ立ち、鼻から息を静かにゆっくりと吸い込む。次に鼻から息を吐きながら、ゆっくりと上体を曲げる。

すねに顔がつくまで曲げるのがベストだが、無理はしないことが肝心だ。

ただこれだけだが、毎日行えばタフな男になることも夢じゃない。

背中をげんこで押す それだけで精力アップ

精力は命の源だ。精力を高めるツボのひとつが背中にあるのだが、その名も「命門《めいもん》」。

生命の門、つまり生命が生まれ出すところという意味をもつほど、体にとって重要なツボだ。命門を刺激すると、性能力を高めて、老化を防止する効果があるといわれている。

正確な場所は、腰の少し上、背骨上にある。ちょうど、へその真裏になる。そこを自分で指圧するには、コツがある。まず、足を開いて立ち、両手を握ってこぶしをつくり、骨盤の上のあた

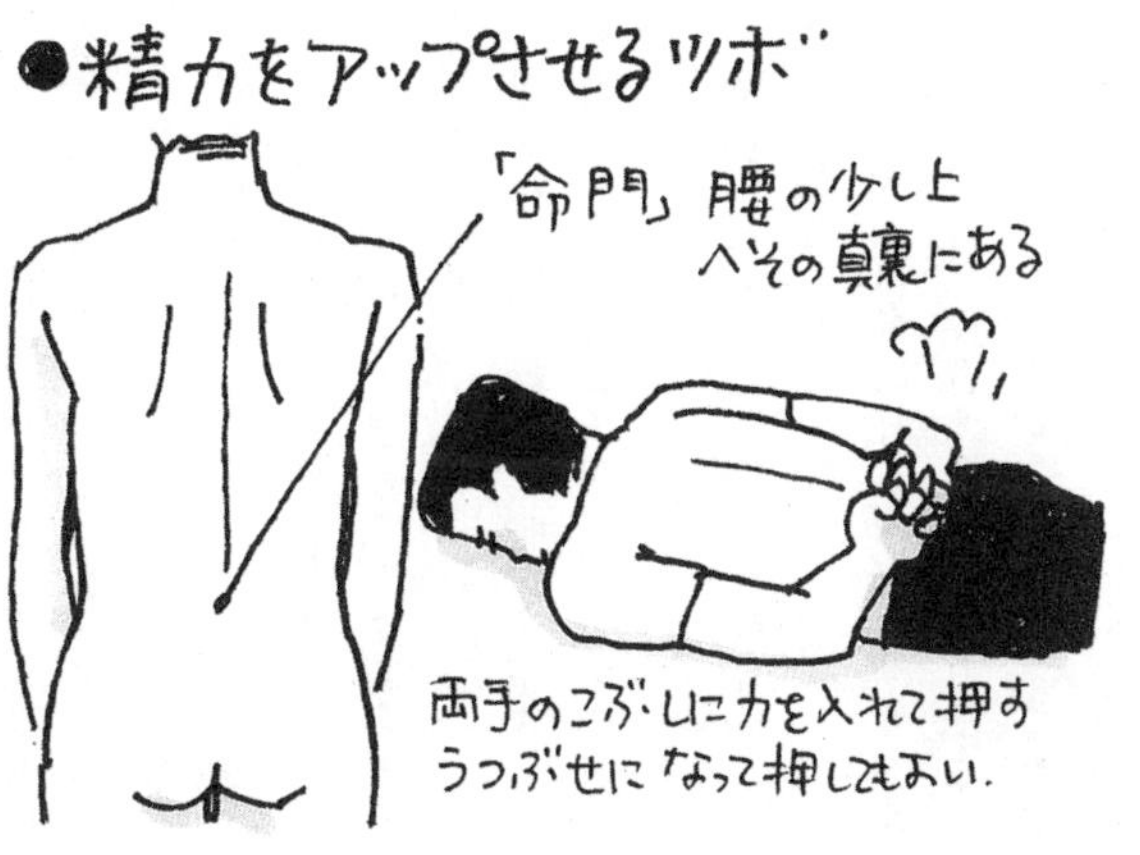
●精力をアップさせるツボ
「命門」腰の少し上
へその真裏にある
両手のこぶしに力を入れて押す
うつぶせになって押してもよい.

りにあてると、うまく命門に〝命中〟するはずだ。

ここを両こぶしにグイッと力を入れて押す。これを根気よく続けるのだ。この指圧はうつぶせになって寝た姿勢でもできるので、起き抜けと寝る前にやる習慣をつけるといいだろう。

元祖強壮剤・ぎんなんで男性機能に活を入れる

昔から強壮・強精の薬として使われてきた食べ物に、ぎんなんがある。

現在では、茶碗蒸しなどに使われるくらいであまり出番がないのは残念だが、ぎんなんの強精作用は、栄養学的にも実証されているのだ。

ぎんなんには、アスパラギン酸というアミノ酸が含まれている。アスパラギン酸は、スタミナをアップさせる働きがあることで知られていて、スタミナドリンクなどにも使われている。

そのほかにも、ぎんなんは総合的な栄養が豊富だ。

タンパク質、糖質、脂質を主成分に、ビタミンC、カロチン、カルシウム、リンなどビタミンやミネラルのバランスがいいため、体の機能を総体的に高めてくれるのだ。

ぎんなんは秋の味覚だが、サラダオイルに漬けて保存するという方法もある。半年後には食べ頃になる。これなら、季節に関係なく、いつでも食べられる。毎日5個程度ずつ食べるようにすれば、もう「弱くなった」と嘆く必要はないだろう。

強精効果の高いえび天は夫婦円満メニュー

結婚披露宴につきものの食べ物といえば、えび。ならば、がんばりたい夜にもピッタリ、というのはただのこじつけではない。

カルシウム、ビタミン、ミネラルが豊富なえびは、内臓など体の機能を高める栄養価の高い食べ物。

なかでも頭のみそと卵には、素晴らしい強精作用がある。さらに殻に含まれるキトサンという食物繊維には、性能力を高める効果もある。

スタミナが落ちている人は、身だけでなく、頭や殻も捨てずに活用したい。

そこで登場するのが、おなじみのえびの天ぷら。丸ごと食べられるので、栄養を余さずとることができる。夕食にえび天を食べれば、スタミナがアップして、その夜はいつになくがんばれるはずだ。

夜のはちみつでパワーの衰えをカバーする

夫婦も長年やっていると、セックスの情熱を持続させるのは難しくなる。これは、新鮮さがなくなるのも一因だが、体力の低下も影響している。

最近、スタミナが続かなくなったと感じたら、滋養の高いはちみつをとってみよう。

主成分のブドウ糖と果糖はエネルギーになりやすいし、体の機能を整えるビタミンやミネラルが豊富で、若返りにも効果的なのだ。

だから、夜、はちみつを食べれば、体力がみなぎってきて、セックスも情熱的になるに違いない。新婚当時のように、は無理でも、持続力をサポートしてくれるはずだ。

さらに、はちみつには、セロトニンといって、疲れた脳の働きをよくして精神をリラックスさせる成分も含まれている。そのため、勃起能力を高めて、性的興奮を持続させるのに効果があるのだ。

だからといって、食べすぎは肥満のもと。はちみつもセックスも、ほどほどを心がけたい。

ヌルヌルやまいもを飲んで夜の持久力を高める

精のつくいもとして有名なのがやまいも。漢方薬では山薬と呼ばれ、精力減退によく使われる八味地黄丸《はちみじおうがん》に欠かせない生薬でもある。

主成分はデンプンだが、やまいもにすぐれた強壮効果をもたらしているのは、ヌメリのもとムチン。

これはタンパク質とマンナンという

成分が結合したもので、タンパク質を有効活用する働きをもっている。そのため、若返りの効果があるとされている。ねばりが強いほどムチンが多く、効果も高い。

そのパワーをそっくり活用できるのがやまいもの冷やし汁だ。おろしたやまいもに、干ししいたけでつくった出し汁を加えるだけ。しいたけに含まれるビタミンB1がでんぷんの代謝を高めて、栄養効率がとてもいい。

夜の持久力はこれでバッチリだ。

たけのこには元気の素がいっぱい

春の味覚、たけのこといえば、食物繊維以外にこれといった栄養は知られていない。ところが、実は性機能を整える成分がたくさん詰まっている、性パワー満載の食べ物なのだ。

少量ながら性能力維持に欠かせないタンパク質、生殖能力を高める亜鉛のほか、アスパラギン酸、グルタミン酸、チロシンというアミノ酸を含んでいるのがその秘密。

アスパラギン酸とグルタミン酸はストレスで滞りやすい神経系の働きをよくして、疲労やストレスによる精力低下からアソコを守るのに役立つ。

また、チロシンも神経伝達物質やホルモンの原料となり、新陳代謝を活発にしてホルモンの産出を促すので、生殖機能を整えるのに役立つ。

　そして、これらが総合的に働いて、性機能のサポートに貢献するのだ。

　恋の季節を楽しむために、春はたけのこのパワーをそのままいただいて、アソコを元気にしてしまおう。

むやみに「しない」ことが究極の強精法？

　江戸時代の儒学者、貝原益軒《かいばらえきけん》が書いた健康バイブル『養生訓《ようじょうくん》』によると、「性行為は精を浪費するので、むやみに行ってはいけない」とある。

　精とは生きるエネルギー。つまり、セックスをしすぎると生命エネルギーを消耗して、健康を損なうと諭しているのである。

　これは中国の東洋医学に基づいた考えで、生殖機能に関係する働きは「腎《じん》」という臓腑がつかさどる。ここは成長や発育などにも関係し、精を蓄える大切なところだ。

　年をとるとセックスが続かなくなるのも、腎の働きが弱くなり、精が減ることによる自然の摂理。

　ところが、むやみにセックスをすると健康な腎を傷つけるため、精力が落ちて早漏やインポテンツを招き、老化まで早めてしまう結果となる。

　ほんとうに満足できるセックスを楽しむためには、我慢もまた必要ということだ。

女性編

セックスが楽しめないとき

イランイランの香りであなたもチャタレイ夫人

香りは女性のフェロモンを高めるのに、最も効果的な要素のひとつ。官能的な気分になりたいなら、イランイランを選んでみてはどうだろう。

熱帯の花にふさわしく、甘くエキゾチックな香りには、強力な催淫作用のあることが知られている。また、抗うつ作用があるので、気分が落ち込んだときにもおすすめの香りなのだ。

バスタイムのときに、浴槽にイランイランのエッセンシャルオイル（精油）を数滴たらせば、疲れた肌もなまめかしく潤い、自分から誘うほどに気分も高まってくるに違いない。

あなたのフェロモン度が高まれば、あのD・H・ロレンスの代表作「チャタレイ夫人の恋人」のような、めくるめく官能の世界が待っている。

大股開き前屈でセックスが好きになる

セックスに対する情熱が薄れてきて楽しめないという女性は、大股開き前屈を試してみよう。

セックスがおっくうになっているのは、卵巣の働きが衰えている証拠。

この体操は生殖器と関係の深い股の内側の筋肉を鍛えて、卵巣の機能を回復するのがねらい。

しかも骨盤の血行がよくなるので、うっ血がとれて卵巣の働きが高まる。おかげで女性ホルモンの分泌がよくなり、性欲が正常に戻るのだ。

まず、足をできるだけ大きく開いて座り、上体をまっすぐに伸ばそう。足先は上に向けて立てたまま、あごを前に出して、鼻から息を吐きながら、ゆっくりと腹から胸へと床につけていく。

そのあと自然な呼吸に戻し、そのま

●卵巣の働きを高める"大股開き前屈"

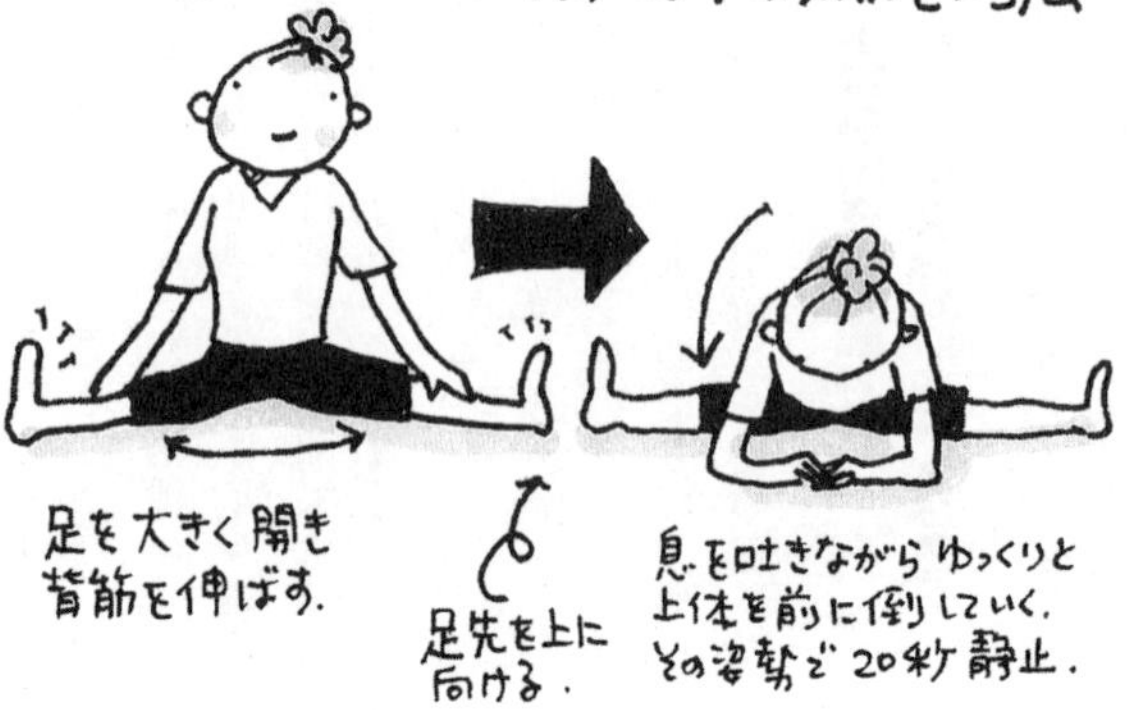
足を大きく開き
背筋を伸ばす.
足先を上に
向ける.
息を吐きながらゆっくりと
上体を前に倒していく.
その姿勢で20秒静止.

ま20秒ほど同じ姿勢を保つ。これを3回ほど繰り返す。

毎晩、お風呂のあとにベッドの上で大股開き前屈を続ければ、セックスへの情熱もよみがえるはずだ。

情熱的な気分になる バニラビーンズ・シュガー

何となくセックスする気になれないという人には、バニラビーンズ・シュガーがおすすめ。脳と体を心地よくリラックスさせ、その気にさせてくれる魔法の砂糖なのである。

つくり方は、香りのよいハーブのバニラビーンズをグラニュー糖のなかに入れておくだけでOK。

砂糖には、脳や神経の疲れをすばやく解消する働きがある。

これに、フラストレーションをとり除く作用のあるバニラビーンズの甘く豊かな香りが移り、相乗効果で気分を高めてくれるのだ。夜のくつろぎのひとときに、ホットミルクなどに入れて飲んでもいいだろう。

彼とのデートのときは、バニラビーンズシュガーを持ち歩くようにするといい。雰囲気を察知したら、紅茶などにこれをさっと入れて飲めば情熱的な気分になって、いつもとは違う夜を味わえるだろう。

魔法の力を秘めたシュガーは、きっとあなたを昇天へと導いてくれる。

強精・造血作用のあるうにで女性機能を復活

誰でもソノ気にならないときはあるが、そんな状態がずっと続いているときは、女性機能が低下している可能性が高い。

ならば、デートはすし屋に行って、うにを食べよう。少々高いけれど、これもふたりのため。彼だって文句はいわないはず。

食用にされているうには、産卵期に成熟した生殖巣。つまり、うにには強精剤と同じ効果があるのだ。

これは性機能を高めるホルモン成分や酵素が多いおかげだが、造血を助けるビタミンB12も含まれており、体を温める作用もある。体の冷えや貧血は、女性機能の働きを悪くする要因。それが改善されればソノ気も出てくるし、アソコの感度だってアップする。

おいしいうえに性生活も楽しくなるなら、うにくらい安いものだ。

足りない女性ホルモンは大豆をまめに食べて補う

男性と同様、女性も年齢とともに女性ホルモンが低下するため、セックスに対する興味が薄れてくることがある。だが、まだ若いのにセックスを楽しめないのは問題。

そんな場合は、女性ホルモンが減少

していることも考えられる。もし、性交痛や月経不順があり、肌のみずみずしさがなくなってきたら、その可能性は高いので要注意。

まずは病院に行き、その原因を検査することが大切だが、食べ物で不足している女性ホルモンを補うこともできる。特におすすめしたいのが大豆だ。

大豆にはイソフラボンといって、女性ホルモン（エストロゲン）と似た働きをする成分が含まれている。

つまり、大豆やその加工品を食べれば、女性ホルモンをカバーして、性機能を回復する効果があるということだ。女性ホルモンが多くなれば、膣内の分泌液の量も増える。性交痛でセックスが苦痛だった人も、これで楽しめるようになるだろう。

1日に40gとると効果があるといわれているが、豆腐なら半丁（150g）、納豆なら1パック（60g）が目安。これなら無理なく食べられる量だ。毎日の食卓に、ぜひ大豆食品を加えよう。

栗には愛情ミネラルがたっぷりつまっている

セックスが面倒くさいと思うようになったら、栗を食べよう。

そうすれば、いつもの彼がなぜか愛しく感じられ、セックスに対しても積極的になれるはずだ。

それは栗に含まれるマンガンの効果。

マンガンは別名「愛情ミネラル」ともいわれ、これが不足すると性機能や妊娠能力が低下することが知られている。

微量ながらも、女性にとって重要なこのミネラルは、1日に小さな栗を6個も食べれば十分。

また、栗には筋力を強くして、足腰を丈夫にする作用もあるので、身体的にセックスがおっくうになった人にもおすすめだ。

まずは栗を食べて、愛情からとり戻してはどうだろう。

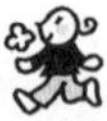

腰をスイングさせる サルサでフェロモンアップ

洋服の試着で「なんかピンと来ない」なら別のデザインや色、サイズのものを試してみればいい。

でも「ピン」と来ないのがセックスだったら、デザインや色、サイズはカンタンには変えられないはず。

セックスが楽しめないとお嘆きのあなた、彼と一緒に最近人気の「サルサ」を踊ってみてはいかが。

サルサは男性が女性をリードするセクシーなラテンの踊り。ダンススタイルにはキューバ、ロサンゼルス、ニューヨークとあるが、基本はいずれも「8の字使いの腰」だ。

この腰の使い方には、まさしくセックスのときの動きに通じるものがある。サルサを踊るうちに、だんだんその気になってくるのもうなずけるだろう。

また、腰を前後左右に激しく動かして踊るサルサは、全身くまなく使うソフトな有酸素運動。腰やウエストをスイングさせる動きにより、女性の場合はくびれバッチリ、メリハリボディになれるというおまけもある。

月経のトラブルがあるとき

月経痛の最終兵器はこんにゃくで決まり

ひどい月経痛のときには、こんにゃくのホットパックが助けになる。

もちろん普通のカイロでもいいが、もしなければ冷蔵庫に入っているこんにゃくで代用しよう。保温性が高いので冷めにくく、かたさもちょうどいい。

こんにゃく2丁を沸騰したお湯に入れ、そのままお湯が60℃になるまで冷ます。次に、こんにゃくをとり出してタオルで巻き、つらい腰のあたり、背骨の両脇にひとつずつあてる。

温める時間は約5分。じんわりと皮膚の内部が熱くなる程度がベスト。すぐ熱くなるようならタオルを厚くして温度調節をしよう。

腰を温めると卵巣や子宮の血行がよくなるので、こわばった筋肉や神経がほぐれていく。温かさに心身もリラックスするので、痛みが緩和されて楽になるのだ。

月経異常に効き目あらたか「血海」という名のツボ

女性の健康と美しさは、血を整えてこそ保たれる。

これは東洋医学の大切な教えだが、月経痛や月経不順など、血と関わりの深い月経異常もそれは同じ。これらの不調は血液の滞りによって起こるというのが、東洋医学の考え方だ。

月経痛や月経不順を解消するのに有効とされるのが、「血海《けっかい》」というツボの指圧。このツボは、膝の上の内側、少し上にあり、血に関わる病気を治すツボとして知られている。

指圧するときは、太ももを両手でつ

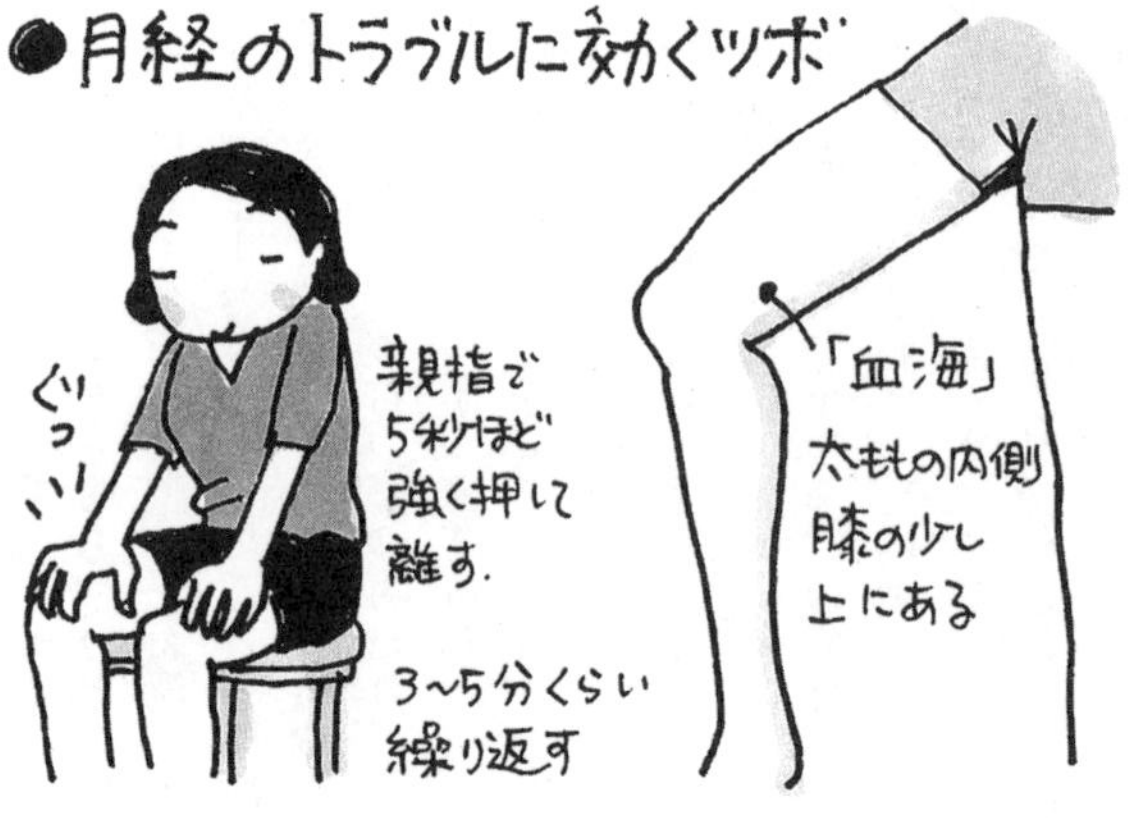
●月経のトラブルに効くツボ
ぐっ
親指で
5秒ほど
強く押して
離す.
3〜5分くらい
繰り返す
「血海」
太ももの内側
膝の少し
上にある

かむようにして、親指で押すのがコツ。5秒ほど強く押して離すという指圧を3～5分ほど繰り返すとよい。

　このツボなら、仕事中でもデスクの下でこっそり指圧できるので、ぜひ覚えておこう。

弓なりそらし運動で月経不順を改善する

　月経不順は卵巣の機能が低下して、女性ホルモンの分泌が悪くなっているのが一因。卵巣の働きを正常に戻すために効果の高いのが、弓なりそらし運動だ。

　やり方は、うつぶせになって、両手で両足のくるぶしをしっかりつかみ、徐々に体を目いっぱいそらせ、しばらくその姿勢を保つだけ。

　上体をそらしながらゆっくり鼻から息を最大限に吸い込み、そらせたら止め、姿勢を戻すときにゆっくりと鼻から吐く。

　これを2回行うと、卵巣と子宮の位置が正常に戻ってうっ血がとれる。そのため、卵巣の働きが活発になり、月経不順も改善されるはずだ。

手足をブルブルして、女のトラブルを解消

「冷えは女の敵」といわれる。冷えで血行不良になると、婦人科の病気が起こりやすくなるからだ。

最も多いトラブルが、月経痛、月経不順などの月経異常。これらを改善するには、まず全身の血液循環をよくして、冷えを解消する必要がある。

ただ体の外側から温めるだけでは冷えはとれない。そこで、次の血行促進法で内側から体を温めよう。

まず、あお向けになり、両手両足を真っすぐ上に上げる。手足の力を抜いて、細かくブルブル振動させるのだ。はた目にはかなりカッコ悪いが、これがよく効く。

その理由は、心臓から送られてきた血液の折り返し地点、つまり手足の血行がよくなると、血がスムーズに全身をめぐって体が温まるためだ。

手足が冷たいときには、すぐにこのブルブル体操をしよう。そうすれば女性のイヤなトラブルも解消される。

スペイン料理が女性を元気にする

「食べるだけで月経リズムが整い、トラブルがなくなる。しかもおいしければもっといい」。そんなわがままを叶えてくれる料理がある。

それがスペイン料理のパエリアだ。魚介たっぷり、見た目にも色鮮やかな黄色のごはんで、いかにも元気が出そうに思える。

実は、この黄色がポイントだ。ごはんを美しく染める正体はサフラン。といってもスパイスとして使うのは花ではなく、めしべの部分だ。

料理では主に着色目的で使われるが、昔から女性の病気に効く薬として使われていたほど、すぐれた薬効をもっている。

子宮の働きをよくすることから、月経で起こる痛みや月経困難にいいが、妊婦は控えたほうがよいとされる。

オンナのつらい悩みにサフラワーティー

イライラ、腹痛、腰痛などに悩まされる月経の時期は、女性とってとても憂うつ。

サフラワーティーはこれらのつらい症状をやわらげる女性の味方。別名「紅花《べにばな》」という朱色の花を乾燥させたハーブティーだ。

血行やホルモンの働きが悪いと、月経痛やイライラなどの症状が起こりやすいが、サフラワーは滞った血をサラサラにして血行を促し、ホルモンのバランスを整えてくれる。

月経の前から飲むようにすれば、つらい症状が起こりにくいし、日頃から生活のなかにとり入れれば、ホルモンバランスがくずれて起こる月経不順の改善にも効果がある。

ただし、血行促進力が強いので、妊娠中の人や月経過多の人は飲んではいけない。

疲れとストレスはどんな関係がある？

現代人の疲れは、精神的ストレスが最大の原因だといわれている。十分に睡眠や休養をとっても解消されないような疲れは、精神的ストレスによるところが大きいと思っていいだろう。

通常、私たちの体はホメオスタシス（恒常性の維持）が働いて、多少のストレスには十分抵抗することができるような仕組みになっている。

ところが、悩み、不安、精神的なプレッシャーといったストレスが長く続くと脳が疲弊して、自律神経やホルモンの働きに乱れが生じてしまう。その結果、ホメオスタシスがきちんと機能しなくなって、不眠、倦怠感、イライラ、食欲不振などの症状があらわれるのだ。

また、夜更かし、オーバーワークといった身体的ストレスもホメオスタシスの力を低下させる。

つまり忙しい現代人は心身ともにストレスを受けやすい状況にあるということだ。疲れをためないためには、ストレスをいかにうまく発散させるかが大きな鍵を握っているといっていいだろう。

第5章

心の疲れを一掃するワクワク生活術

気持ちを静めるには和室がベスト

イライラするときは、和室にこもることをおすすめしたい。和室にいると、自然に心身がリラックスして、イライラが静まってくるのだ。

その理由は、和室で最も多く使われているベージュの色にある。色彩心理学によると、ベージュには筋肉の緊張をゆるめて、心身を癒す働きがある。

もっとも、ただベージュが多ければいいというものではない。部屋中がベージュでは、ぼんやりした平板な印象の部屋になってしまい、そんなところにずっといればリラックスを通り越して気持ちは沈んでしまうだろう。

色がもつグッド効果を最大限活かすには、基本色・補助色・アクセントカラーの面積配分が、70・25・5の割合であることが理想的。

和室には、ベージュ以外にも障子やふすまの白、掛け軸や置物などのアクセントカラーが使われていて、この色の配分が、ほぼ70・25・5の比率になっている。

そのため和室にいると、ベージュがもたらすリラックス効果が十分に引き出されて、気持ちが落ち着き、イライラも解消するというわけだ。

ラベンダーティーを飲めば気持ちもやわらぐ

ゆったりとくつろぐお茶の時間は、気持ちにもゆとりをもたらしてくれる。なかでも、気持ちを静めて、イライラを抑えたいときにおすすめなのがラベンダーティー。

ラベンダーの精油成分のひとつであるリナロールが脳細胞に作用して、心身をリラックスさせるからだ。

カモミールやマロウなど、お茶によく使われる他のハーブと比較してみても、リラックス度をあらわす脳波の変化は、ラベンダーティーが最も大きかったという。

シャープですがすがしい香りが特徴のラベンダーティーだが、もし香りが強いと感じるなら、薄めに入れてはちみつで甘くすると飲みやすくなる。

ハーブティーは、他のハーブとブレンドすると味や香りがまろやかになって飲みやすくなるので、ローズやミントなどを少量混ぜてもよいだろう。

なお、妊娠中は体に合わないことがあるので避けること。何杯も飲んだり、濃く入れて飲むのもやめたほうがいい。

イライラしたらプラプラ散歩をしよう

どうも最近イライラして怒りっぽくなったと感じたら、ストレスが原因になっているのかもしれない。そんなときは、毎日の生活のなかにウォーキングをとり入れてみてはどうだろうか。

ストレスを感じると、体内にカテコールアミンと呼ばれる物質が分泌されるが、これはイライラ感や不安感といった感情をもたらす。ところが、ウォーキングのような有酸素運動を行っていると、その最中にカテコールアミンが代謝され、消去されるのだ。

ウォーキングというと普段よりスピードアップして20分以上は歩かないと効果がない、というイメージがあるかもしれないが、イライラを解消するためのウォーキングなら10分でも十分に効果がある。速度も自分が心地よいと思えるペースで気ままに歩けばいい。

ちなみにアメリカでは、ウォーキングを精神の治療に加える動きもあるという。イライラする人は、ぜひプラプラ歩いてみよう。

イライラが落ち着くオリジナル健康ジュース

神経が高ぶってイライラするときには、小松菜ジュースが効く。

小松菜にはイライラ防止に効果のあるカルシウムがたっぷり含まれている。また、イライラはストレスから来ることも多く、これにはビタミンCが有効。小松菜にはビタミンCも豊富に含まれている。

つくり方は、小松菜１００g、りんご1/4個、レモン汁1/4個分をジューサーに入れるだけでいい。青臭くて飲みにくいという人は、好みの果物を少し加えると飲みやすくなる。

なお、ビタミンCは水溶性ビタミンなので、小松菜を洗うときは、できるだけ手早く行うこと。モタモタ洗っていると、ビタミンCが少しずつ失われていくので注意したい。

語り、描いて イライラをすべて解消

「物いわぬは腹ふくるるわざなり」と説いたのは兼行法師。徒然草の一節である。

たしかにいいたいことを胸におさめたままでは、イライラはたまりっぱなし。解消には「しゃべりまくる」のが手っとり早い。人に聞いてもらって発散することでイライラがおさまるだけでなく、「語る」ことで自分を客観視して冷静になれる。

しかし、ときには何が原因でイライラしているのかわからないということもあるだろう。そんなときは「描く」のはどうだろうか。これは絵画療法として実際に医療の現場でも使われている方法だ。

療法といっても、特に難しいオキテはない。強いていえば、絵を描く前に軽く体をほぐす準備体操をするぐらい。

これはそのときのイライラした気分を紙の上にストレートに吐き出せるように、心身の緊張を解きほぐすために行われる。

　あとは、今の気持ちをあらわす色を選び、自由にぐいぐいと画面いっぱいに描いていく。〝自由〟にといっても何を描けばいいのかわからないという人は、好きな写真や雑誌を切り抜いて貼り合わせてもいい。

　とにかく集中して、夢中になって描き、すべてを吐き出す。

　さらに、できたものを見て、今の自分の心のメッセージまで読みとれれば、もうそのイライラとも完璧にオサラバできるはずだ。

イライラがつのったら思いっ切り泣いてしまおう

　イライラして自分では制御不可能というときは、思いっ切り泣くという手もある。

　実際、泣いてスッキリしたという経験をもつ人もいるのでは。

　これは、泣くことにはカタルシス（感情浄化）作用があるので、心が解放されるためだ。

　また、涙腺は体に「休め」の信号を送る副交感神経系に支配されている。そのため、涙腺を刺激して泣くことは、神経の緊張状態をほぐして、リラックスさせる効果があるのだ。

押せば気分スッキリ イライラ退治のツボ

イライラ解消には自律神経をつかさどるツボがよく効く。

「液門《えきもん》」は、心身を興奮させる交感神経の働きを抑制するツボ。同時に、リラックス効果のある副交感神経を優位にする作用があるので、イライラを抑える効果がある。

薬指と小指の間にあるので、人さし指と親指でつまむように押すとよい。

「腎兪《じんゆ》」も自律神経に働きかけるツボ。ツボの位置は、背骨（第二腰椎）のわきで、ひじを両わきにぴったりつけたときのひじの高さにあたる。両手を腰

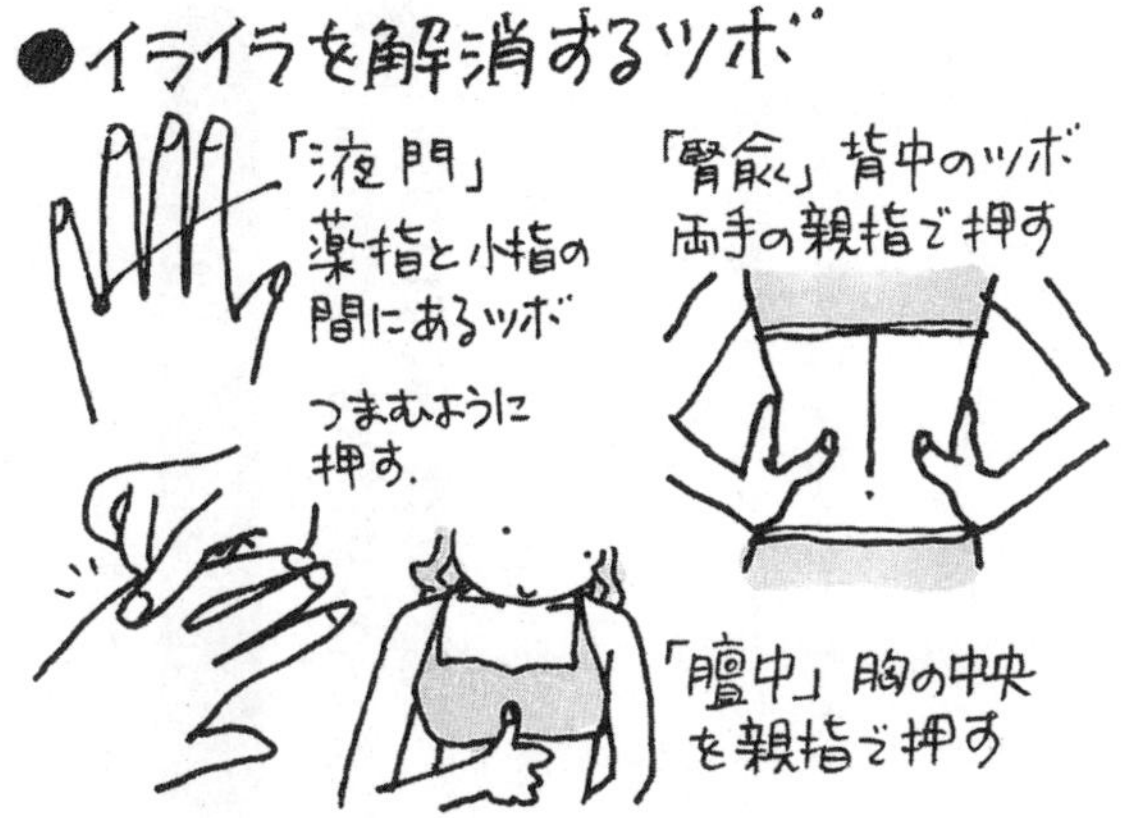
●イライラを解消するツボ
「液門」
薬指と小指の
間にあるツボ
つまむように
押す。
「腎兪」背中のツボ
両手の親指で押す
「膻中」胸の中央
を親指で押す

に回して、親指を直角にあてて押してみよう。

胸の中央にある「膻中《だんちゅう》」も、イライラを静めるのに効果のあるツボだ。

また、イライラがつのると、それが体の症状としてあらわれることがある。そんなときに助けてくれる特効ツボも覚えておくといい。

イライラから食欲不振に陥ったときは、「中脘《ちゅうかん》」が効く。中脘は、ろっ骨の下縁とへそを結ぶ中間点にある。

不眠症や神経性の便秘に悩まされている場合には、「大巨《だいこ》」を押すと有効。大巨は、へそから指幅2本分下の位置から、左右外側に指幅2本分のところにある。

膻中、中脘、大巨は、すべて親指をツボに直角にあてて押すようにする。

気分が落ち込んだとき

森に行き、お気に入りの木に抱きつけば、気分も爽快

気分が落ち込んだときは、森や林に出かけてみよう。

緑の多いところには、気分を爽快にして落ち込みから救い出してくれるフィトンチッドという成分が満ちているからだ。

フィトンチッドとは、樹木が害虫などから身を守るためにつくり出す殺菌作用の高い物質。人間には無害で、私

たちの気持ちを爽快にする効果があるとされている。

また、フィトンチッドには周辺の空気をマイナスイオン化する作用もある。マイナスイオンには細胞を活性化し、新陳代謝を高めたり、自律神経のバランスを調整するなどの効果がある。

そのため、マイナスイオンが多く放出されているところにいると、人間は自然に気分がいいと感じるのだ。気分が落ち込んだときは、フィトンチッドの多い森に行けば、前向きの気持ちになれるだろう。

さらに癒し効果を存分に享受したかったら、気に入った木を見つけて抱きついてみよう。自然と一体化する感覚が、落ち込んだあなたにエネルギーを補給してくれるはずだ。

顔のマッサージで落ち込み気分から復活

仕事もプライベートもうまくいかず、すっかり落ち込んでいるときは、どうしても表情が暗く、顔の筋肉もかたくなりがち。

体のこりをほぐせば気分もほぐれてくるように、顔のこりをほぐせば、気持ちもスッキリ晴れるというもの。

顔のマッサージで血行を促して、こわばった顔と心をほぐしてみよう。まず、マッサージクリームをたっぷりつけて、すべりをよくする。軽く円を描くように顔全体をなでていく。仕上げに、蒸しタオルを顔に置いてパック。このタオルでクリームを拭きとればおしまいだ。とても気持ちがいいので、ぜひ試してみてほしい。

ペットと一緒に暮らして前向きなヒトになる

ここのところずっと気持ちがふさいで、落ち込んでいるという人は、ペットを飼ってみてはどうだろうか。

ペットとの触れ合いによって得られる効果は、元気になる、笑顔が増える、積極性が出てくる、やる気が出る、などなど盛りだくさんだ。なぜ、これだけの効果が生まれるのだろうか。

まず、ペットの世話をすることで、自分の存在意義を確認することができる。ペットは子どものようなもの。飼い主がエサをあたえて面倒をみているから生きていけるのだ。そこで、ペットのためにも「がんばらなくては」という前向きな気持ちが生まれてくる。

また、ペットは、こちらが抱きしめたり、繰り返し同じことを愚痴っても受け止めてくれるので心が癒される。

欧米では、アニマル・セラピー（動物介在療法）として実際に治療の現場で利用されているほどだ。

癒しに効くペットといえば、イヌやネコを思い浮かべるかもしれないが、小鳥やハムスター、金魚などでも同様の効果が得られる。

落ち込みやすい人は早起きするのが一番

「落ち込みやすくて、なかなか立ち直れない」というストレスに弱い人には、手っとり早く強い体と心をつくる「早起き立ち直り法」をすすめたい。

人間はもともと朝日とともに起きて、昼間活動する動物。だから、早起きをすることは人間の生態リズムに合った行為で、自律神経を調整して心身の健康維持や体力増進につながる。ストレスに対抗できるだけの強い心と体づくりにも有効なのだ。

また、早起きを実行し、習慣化できれば、自信にもつながり、さまざまな問題に対して立ち向かうだけの気力も出てくる。

今まで夜更かししていた人が、無理なくスッキリ起きるためには、まず、起床時間を30分ずつ早めて、徐々に調整していくこと。

光には強い覚醒作用があるので、朝起きたら、日の光をたっぷりあびるのもよい方法だ。

朝食をきちんととることも大切。睡眠中に下がった体温を上げて、頭と体を気持ちよく目覚めさせてくれる。

なお、夜11時頃（その日のうち）に寝て、朝5時頃に起きると早起きの効果が最も上がるといわれている。

とことん泣ける演歌で落ち込みからよみがえる

落ち込んでいるときに、気分転換のためにカラオケへ行って、こんな経験をしたことはないだろうか。気持ちを上向かせようと、テンションの高い曲を歌ってみた。それなのに、気分はますますブルーになってしまった……。

これはカラオケの罪ではなく、あなたの選曲の間違い。気持ちが落ち込んでいるときは、元気な歌はご法度、悲しい歌を選ぶのが正解なのだ。

音楽で心身の不調を改善する音楽療法では、これを「同質の原理」と呼んでいる。そのときの気分と同質の音楽を選ぶと、心が音楽をすんなり受け入れることができるため、癒しの効果が生まれるのだ。

だから、もしあなたが今落ち込んでいるなら、悲しい歌がクスリになる。「悲しい酒」「北の宿から」「舟歌」など演歌にはもの悲しい名曲が多い。感情移入して歌の世界にどっぷりつかれば、自然に気分転換ができるだろう。

眠れないとき

腕浴で心をほぐして寝つきをよくする

仕事でもプライベートでも、明日は大切な予定があるので、今夜はぐっすり寝ておこうというときに限って、なかなか眠りは訪れないもの。

プレッシャーのために寝つきが悪い場合は、ベッドのなかで「早く眠らなければ」と悶々としていてはいっそう眠れなくなるだけ。そんなときは、いっそベッドから出て、こんな方法を試してみてはどうだろうか。

洗面台に、あふれない程度にお湯を張って、ひじから10㎝くらいまでをつける。お湯の温度は熱めの45℃くらいにする。つける時間は3分程度。椅子に腰かけてやると、よりリラックスできる。

腕をお湯につけて1分もたてば、じんわりと上半身が温まってくるのがわ

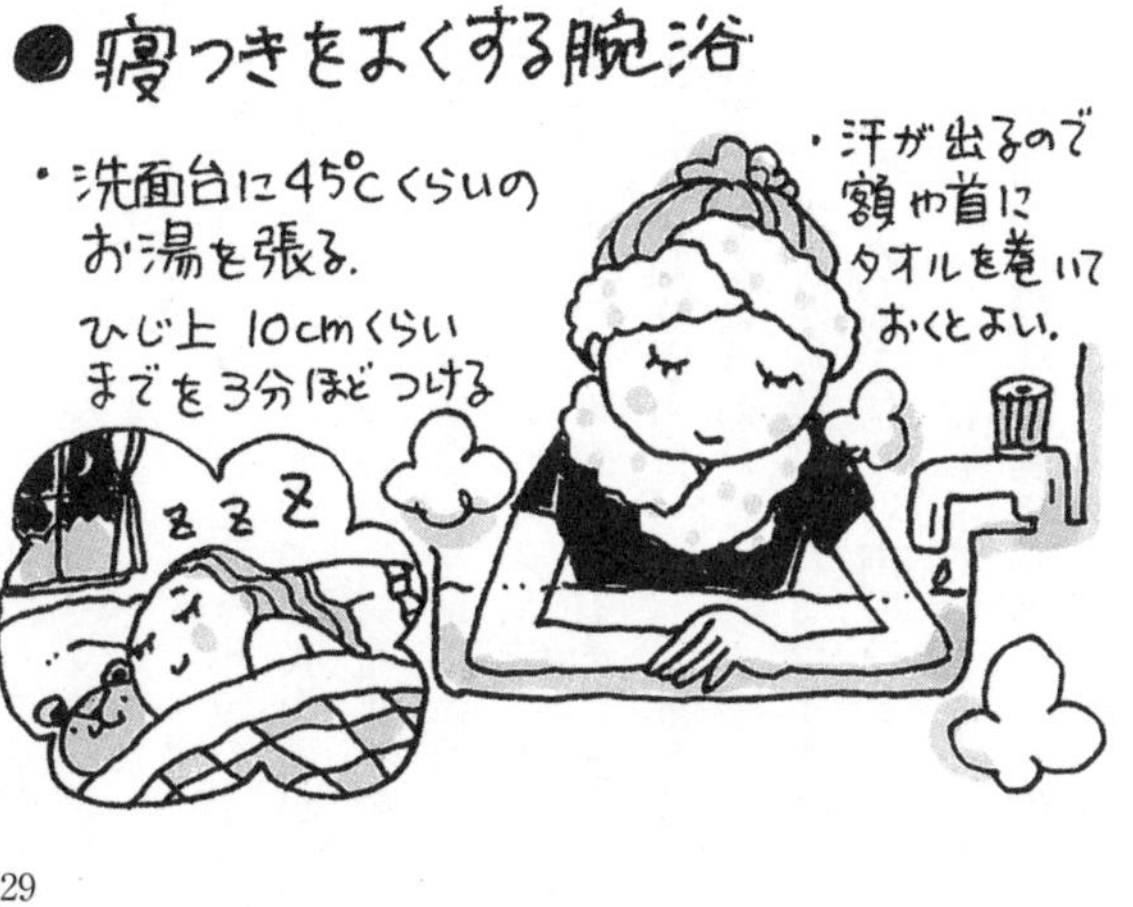
寝つきをよくする腕浴
・洗面台に45℃くらいのお湯を張る。
ひじ上 10cmくらいまでを3分ほどつける
・汗が出るので額や首にタオルを巻いておくとよい。
ZZZ

かるだろう。額や首筋が汗ばむこともあるのでタオルを巻いておくといい。

この「腕浴」には肩まわりを温めるだけでなく、血液の循環を促すことで、張りつめた神経をほぐす作用がある。気がかりがあって眠れない夜には、特におすすめの方法だ。

腕浴が終わったら、汗をよくふいてからベッドに入ることをお忘れなく。

不眠症ぎみで頭がボンヤリ 木炭パワーで眠くな～れ

木炭のパワーは今や広く知られるところ。浄水剤や脱臭剤としての効果など、その用途や効用は枚挙にいとまがないほどだ。

この木炭だが、実は安眠グッズとしても絶大なパワーを発揮してくれることをご存じだろうか。

木炭には数ミクロンという単位の小さな孔《あな》が無数にあいていて、表面積が驚くほど大きい。そのため、有害物質やいやなにおいを吸収・分解したり、湿度をコントロールするのに大きな効果を発揮するのだ。寝室特有のこもった湿気や体臭をとり除くには、木炭がうってつけというわけ。

また、木炭から放出されるマイナスイオンも、安眠を誘う理由のひとつ。マイナスイオンには細胞を活性化して、新陳代謝を促進する働きがある。そのため、マイナスイオンが多い場所にいると、知らず知らずのうちに気持ちよくなれるのだ。

これらの作用が相互に働いて、睡眠のための快適な環境ができあがる。不眠症ぎみの人は、枕元と足元に5本ぐらいずつ木炭を置いてみよう。きっと寝つきがよくなって熟睡できるはずだ。

これを食べれば眠くなる睡眠誘発メニュー

体は疲れているのに、頭が冴えて眠れないときがある。早く眠ろうと焦ると、いっそう眠れなくなるばかり。

誰でもたまには眠れないことがあるが、そんな夜が続いたのでは体も心もまいってしまう。

不眠で悩んでいる人は、夕食のメニューに催眠効果の高い食べ物をとり入れてみてはどうだろう。

欧米でよく知られている天然の眠り薬といえば、まずレタス。レタスに含まれるラクットピコリンという成分には、精神を鎮静させて入眠を助ける効果がある。

タマネギの香りにも眠気を誘う効果があり、枕元に置いておくだけでもウトウトしてくるほど。セロリの香り成分に含まれるアピオイルも、ストレスによる興奮を抑える働きがあるので、不眠解消に役立つはずだ。

そこで、3種類の野菜を煮込んだコンソメ仕立てのスープをつくってみよう。トリプル効果で寝つきがよくなること請け合いだ。

枕にギュッと抱きつけば夢の世界へまっしぐら

最近、女性を中心に人気なのが、ボディピロー＝抱き枕。魚のような形のもの、三日月形など、いろいろなタイプがある。いずれもビヨーンと長い枕で、抱きつきやすい形になっている。

抱き枕のいいところは、抱きつくことで精神的な安心感が得られるため、安眠に誘う効果があること。

子どもの頃、お気に入りのぬいぐるみを抱いて寝ると、安心して眠れたという人も多いだろう。抱き枕は、いってみれば、大人のためのぬいぐるみのようなものだ。

人間は気持ちが不安定になると、無意識のうちに胎児のポーズで眠る傾向があるという。そんなときも抱きつくものがあれば、ぐっと心が安らぐはずだ。

抱き枕にはヒーリング以外の効用もある。横向きや体を丸めた姿勢では、体重は体の片側だけにかかりがち。その点、抱きつくものがあれば体圧を分散できるため、骨や筋肉にかかる負担も軽くなる。

枕相手となれば、腕をからめるのも足を巻きつけるのも自由。うるさがったりしない分、生身のパートナーよりずっと頼りになる存在かも？

牛乳に含まれるアミノ酸はヘルシーな自然の眠り薬

「寝つきが悪い人は、寝る前にホットミルクを飲むといい」といわれるが、その科学的な理由をご存じだろうか。

イライラを静めるカルシウムが多いから？　たしかに、それも理由ひとつだ。カルシウムには神経の興奮を鎮静させる作用があるので、不眠を解消するのに効果がある。

しかし、理由はそれだけではない。牛乳には必須アミノ酸のひとつであるトリプトファンが多く含まれているが、これが安眠を誘う鍵を握っている。

トリプトファンは、セロトニンという神経伝達物質の原料。このセロトニンには催眠効果があるため、トリプトファンを含む牛乳を飲むと、すみやかに眠れるというわけだ。

また、セロトニンは睡眠を持続させるのにも効果がある。だから、熟睡できず、途中で目が覚めてしまう人にも牛乳がおすすめだ。

カルシウムだけでなく、自然の睡眠薬ともいえるトリプトファンを含む牛乳。寝つきの悪い人、夜中に何度も目覚めてしまう人は、やっぱり「寝る前にホットミルク」が正解なのだ。

ところで、冷たい牛乳ではダメなの？　と思った人もいるだろう。

体の冷えは不眠の原因のひとつ。気持ちよくぐっすりと眠るためには、体をほかほか温めてくれるあったかい牛乳が望ましい。

やる気が出ないとき

水辺の不思議なパワーでやる気がわいてくる

癒し系ミュージックといわれる音楽には、小川のせせらぎや波の音など、水辺の音がよく使われている。

水辺には、心の疲れを癒し、やる気を出させるパワーがある。

その理由のひとつは、「1／f」といわれるゆらぎ効果にある。

海の波や小川のせせらぎは一定ではないが、あるリズムがある。海の場合、ある波を基準としてみると、ほかの波は大きくなったり小さくなったりしてゆらいでいる。

1／fのゆらぎとはこれのこと。波の物理的パワー（p）と波の周波数（f）には、p＝1／fという特性があるのだ。人間の鼓動にも通じるこの特性が、人を癒し、気力を回復させるといわれている。

もうひとつの理由は、水辺で多く放出されるマイナスイオン効果。マイナスイオンには細胞を活性化する作用があるので、水辺にいるとやる気が生まれてくるのだ。

最近、やる気が出ないあなた。週末、海へ出かけてみませんか。

「足の心」を刺激して無気力状態から抜け出そう

体が疲れているわけでもないのに、何もやる気が起きない……。ストレスがたまると、そんな無気力な気分になることがある。

そんなときは、足の裏にある「足心《そくしん》」というツボを刺激して、活力をとり戻そう。

足心は、足裏の中央にあるツボ。5本の指をキュッと曲げると、くぼみができるが、足心はそのくぼみから少しかかと寄りにある。

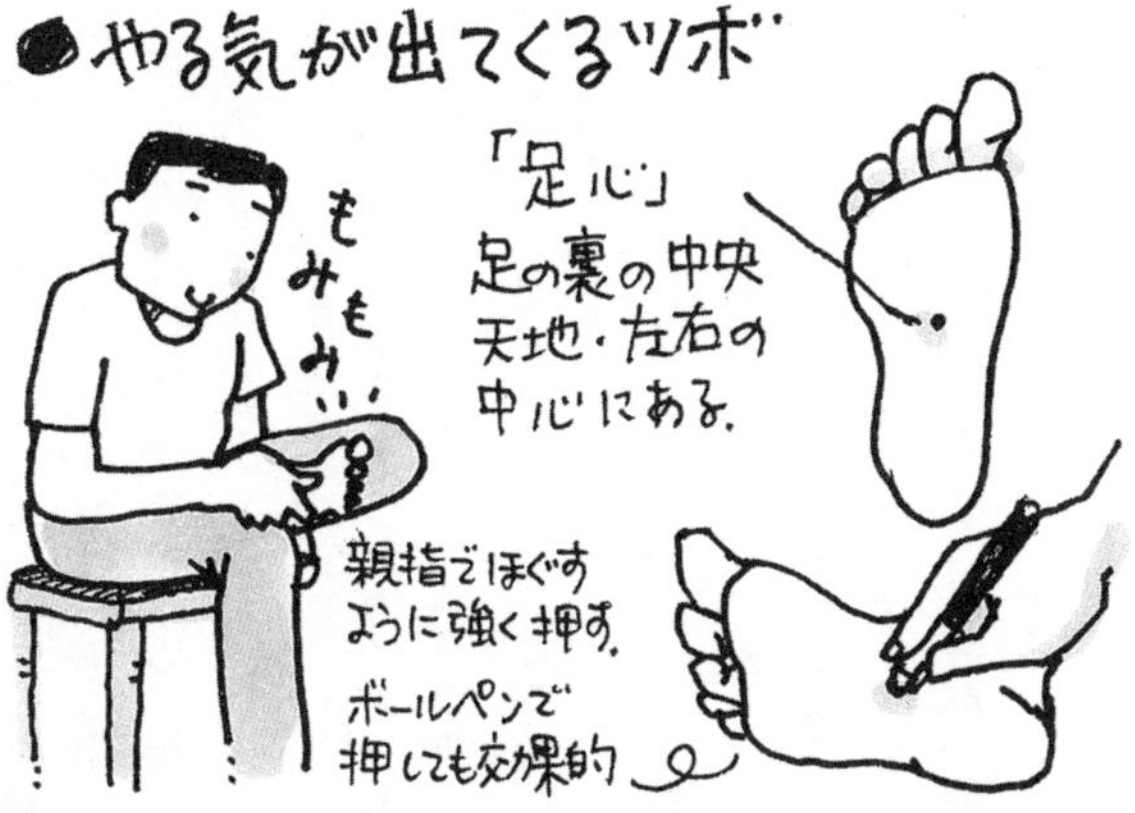
やる気が出てくるツボ
もみもみ…
「足心」
足の裏の中央
天地・左右の中心にある。
親指でほぐすように強く押す。
ボールペンで押しても効果的

ここを親指でもみほぐすように強く押す。少し痛みを感じるくらいの強さがベスト。ボールペンなどを使って押すと、刺激がツボに伝わりやすい。

朝起きたときと寝る前に、この足心のツボを3分くらい押せば、気力をとり戻せるはずだ。

「なんちゃってピアノ」でやる気モードに切り換え

最近、ピアノ教室に通う大人が増えている。実は、ピアノを弾くことは、脳をやる気にさせるのに効果的なのだ。

そもそも指を動かす神経細胞は、大脳で大きな領域を占めている。

これは、指の動きが非常に微妙なので、指1本動かすだけでも多くの神経細胞を必要とするからだ。「指は第二の脳」といわれるのはそのため。指の運動量をアップすれば、脳が活性化して、やる気も出てくるのだ。

でも、今さらピアノのレッスンなんてという人は、弾きマネ、いわゆる「なんちゃってピアノ」を試してみてはどうだろう。

テーブルに両手を置き、指の第二関節を曲げるように意識して、弾くマネをする。ときには、和音を弾くように、2本以上の指で鍵盤（テーブル）をたたいてみたり、指をなるべく細かく動かすようにしてみよう。

「なんちゃってピアノ」は、好きなピ

アノ曲を流しながらやると効果がアップする。ショパンの名曲などに合わせて派手に指を動かせば、気分はもうピアニスト。いつしか前向きな気分になって、やる気がわいてくるに違いない。

やる気を育ててくれるマツバボタンの種をまこう

植物には、人間の五感に働きかけて心身の緊張をほぐし、やる気を出させる効果がある。最近は園芸療法といって、病気治療やリハビリに園芸をとり入れる病院もあるほどだ。

いくら効果的でも、そんな悠長なことはやってられないという人には、マツバボタンの栽培をおすすめしたい。

マツバボタンは初夏から秋にかけて、赤、ピンク、黄色など、カラフルな色で目を楽しませてくれる可憐な花。

このマツバボタン、実は見かけとは違って、非常にたくましい花なのである。種をまけば、1週間程度でニョキニョキとおもしろいほど芽が出てくる。

高温や乾燥にも強く、たまに水をやるだけでOK。しかも、別名「ツメキリソウ」といわれるように、爪で茎を切って土に挿すと、そこから根を出して増えていく。

可憐な花で心を癒してくれると同時に、旺盛な生命力で私たちを力づけてくれるマツバボタン。つき合うに足る相手ではないだろうか。

「慢性疲労症候群」とはどんな病気？

「慢性疲労症候群」と「慢性疲労」を混同している人も多いようだが、このふたつはまったく違うものだ。

慢性疲労とは自覚的な疲労感が半年以上続くケースを指す。一方、慢性疲労症候群は疲労の程度が激しく、1カ月に数日間、学校や仕事を休むほどの疲労が6カ月以上続くか、または再発することが判断基準。さらに微熱や関節痛、のどの痛みなどをともなうケースも多い。

慢性疲労症候群はアメリカで1984年に注目され、4年後には新しい現代病として認定された。発症の原因やメカニズムははっきりしていないが、いくつかの仮説が立てられている。体内に潜伏していたウイルスが何かのきっかけで活性化して発症するという説。インフルエンザウイルスや細菌に感染した後に発症するケースが多いことから、感染が引き金になって免疫系や内分泌系に異常が生じて起こるという説もある。

治療法はまだ確立されていないが、漢方とビタミン療法で改善されたという報告がある。

第6章

疲れ知らずの体をつくる食事講座

攻めの食生活で疲労を防ぐ！

身も心もクタクタだったとき、「食べる」ことによって、元気を取り戻したことはないだろうか。

「医食同源」「薬食同源」という言葉があるように、食べ物が体内環境を改善することは昔から知られていた。

これは、いわば〝生活の知恵〟といえるものだが、最近では医学的・栄養学的アプローチにより、年々その効果が裏付けられつつある。

どんな食べ物がどう健康によいのか。それが明らかになってきた今、私たちはより効果的な医食同源を実現できる環境にいるといえるだろう。

この章のテーマである疲れにくい体づくりに関しても、効果的な食品成分が続々と解明されている。

食生活の基本は、タンパク質や糖質、脂肪、ビタミン、ミネラルなどの栄養素をバランスよくとることだ。疲労予防の場合もこれは変わらない。

こうした基本を押さえたうえで、最新の栄養情報をとり入れれば、いっそう効率よく疲労を予防できる。「攻め」の食生活こそ、疲れにくい体をつくる最も重要な鍵なのだ。

疲労予防の鍵を握るアミノ酸

アミノ酸パワーで金メダル

私たちの体は、筋肉も皮膚も血管もすべてタンパク質からできている。

このタンパク質を構成するのが、アミノ酸だ。人間の体は20種類ほどのアミノ酸からできている。このうち10種類は人体内で合成できるが、残る10種類は合成できず、食事によって必ず補給しなければならない。そのため、必須アミノ酸と呼ばれている。

最近、このアミノ酸が大きな注目を浴びている。

人間の体をつくるアミノ酸の種類

必須アミノ酸 食べ物から補給する必要があるもの	非必須アミノ酸 体内で合成されるもの
イソロイシン	アラニン
ロイシン	アスパラギン
リジン	アスパラギン酸
メチオニン	シスチン
フェニルアラニン	グルタミン
スレオニン	グルタミン酸
トリプトファン	グリシン
バリン	プロリン
ヒスチジン	セリン
アルギニン	チロシン

アミノ酸のもつさまざまな健康効果、なかでも強力な疲労予防効果が、次々と解明されてきたからだ。

実際、オリンピックの女子マラソンで金メダルをとった高橋尚子選手、大リーグで大活躍の佐々木主浩選手など、アミノ酸を積極的に摂取して「結果を出した」選手は多い。

アミノ酸の疲労予防3つの鍵

アミノ酸のもつ疲労予防効果の謎を解明する鍵は3つ。

①筋肉の疲れに対する作用

筋肉の疲れは、運動などによって乳酸が発生し、体内の酸・アルカリのバランスがくずれるために起こる。

アミノ酸には、筋肉疲労の原因である乳酸を発生させずにエネルギー源になる、という特徴がある。

②内臓の疲れに対する作用

暴飲暴食、過労などで心臓や肝臓などの臓器がダメージを受けると、全身疲労の原因となる。

アミノ酸には、臓器に十分な酸素と栄養をスピーディーに補給する作用があるので、内臓の疲労を防ぎ、疲れにくい体をつくることができるのだ。

③脳の疲れに対する作用

倦怠感、やる気の低下など、脳の疲れを引き起こす大きな原因のひとつが、体内の代謝活動の結果発生するアンモニアだ。

アンモニアは体に有害な物質なので、体内にたまると、さまざまな悪影響を及ぼす。そのため、アンモニアが発生しても、通常は肝臓の解毒システムによって無害化され、尿として体外に排泄される仕組みになっている。

しかし、運動などによって体内にアンモニアが多量に発生すると、肝臓の解毒システムがオーバーヒートしてしまう。また、肝臓の機能が悪くなった場合も、解毒システムがきちんと働かなくなるので、アンモニアが体内にたまってしまう。

その結果、脳はアンモニアの発生を抑制するため、体に「もう動くな」という指令を出す。何となくだるい感じがして、やる気が出なくなるのはそのためだ。

アミノ酸は肝臓の働きを高めて、アンモニアをスムーズに排泄させるので、脳の疲労予防に役立つ。

タンパク質をしっかりとる

アミノ酸パワーを活用するためには、体内でつくられない必須アミノ酸を補給することが必要だ。

そのためには、まず毎日の食事でタンパク質を十分にとるように心がけたい。タンパク質の1日の所要量は、成人男性の場合は70g、成人女性の場合は55gが目安だ。

例えば、牛のもも肉100gに含ま

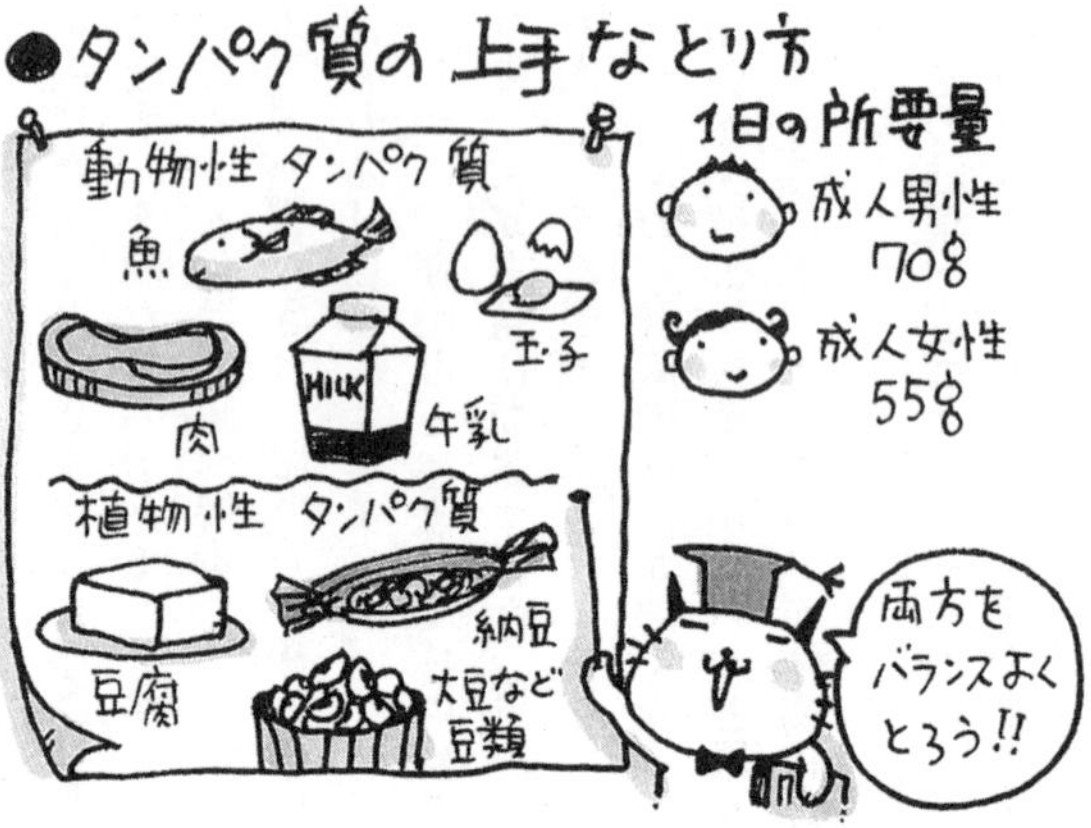

●タンパク質の上手なとり方
動物性タンパク質
魚
玉子
肉
牛乳
MILK
植物性タンパク質
豆腐
納豆
大豆など豆類
1日の所要量
成人男性 70g
成人女性 55g
両方をバランスよくとろう!!

れるタンパク質は約20g。同じ牛肉でもバラ肉の場合は脂肪が多いので、11g程度しか含まれていない。さんま1尾は約18g、卵1個が約6g、もめん豆腐1/3丁が約7gだ。

この数字を見ると、1日70gのタンパク質を摂取するには、毎食きちんとタンパク源となる食べ物をとらないと難しいことがわかるだろう。

タンパク源としては、肉や魚、卵、牛乳などの動物性食品と、豆腐や納豆などの植物性食品の2種類がある。どちらかに偏ることなく、動物性タンパク質と植物性タンパク質をバランスよく食べるようにしたい。

また、食べ物によってアミノ酸のバ

ランスが違うので、同じものだけを食べないで、なるべくいろいろなものを食べるようにしたほうがいい。そうすれば、いろいろなアミノ酸を自然にバランスよくとることができる。

アミノ酸のサプリメントを活用

　疲労予防のためにアミノ酸を積極的に補給する場合、注意したいのがカロリーのとり過ぎだ。肉や魚などのタンパク源を多量にとれば、アミノ酸は十分に補給できても、カロリーをとり過ぎてしまうことが多い。

　こうした心配を解決してくれるのが、最近人気のサプリメント（栄養補助食品）だ。アミノ酸のサプリメントを利用すれば、カロリーをとり過ぎることなく、アミノ酸を積極的に補給することができる。

　また、サプリメントの場合は、食べ物で補給するよりも、アミノ酸の効果が早くあらわれるというメリットもある。食べ物に含まれるタンパク質は、体内で消化されてからアミノ酸に分解される。その点、サプリメントの場合は、アミノ酸として直接補給するので、短時間で効果があらわれるのだ。

　このところアミノ酸がクローズアップされるようになった背景には、このサプリメントの存在がある。アミノ酸を無理なく効率よく補給するための強い味方がサプリメントなのだ。

肝臓を鍛えてパワフルになる

疲労の発生を左右する肝臓

肝臓は疲れにくい体をつくるうえで、要となる臓器だ。

肝臓には、「代謝」といって、栄養をエネルギーなどに変える作用がある。また、有毒な物質を解毒するのも肝臓の仕事。さらに、その無毒化したものを運び出したりする胆汁も、肝臓でつくられている。

これらは、すべて疲労のメカニズムに関わる機能だ。そのため、疲れにくい体をつくるには、肝臓を強くすることが必須条件になる。

これだけ重要な働きをする肝臓だが、やっかいなのは、ダメージを受けてもなかなか音を上げないこと。肝臓には痛みを感じる知覚神経が通っていないため、異常があっても自覚症状がほとんどない。そのため、肝臓は「沈黙の臓器」と呼ばれている。

だからこそ、日頃から肝臓を鍛えておくことがいっそう大切なのだ。

タンパク質で肝機能をアップ

肝機能を鍛えるには、どんな方法が

あるのだろうか。

肝臓は自己再生能力が高い臓器で、2/3くらいを切除しても、順調に回復すれば数カ月で元の大きさに戻るといわれている。

この驚異的な回復力の材料となるのが、肝臓の細胞や酵素の主成分である良質のタンパク質。そこで、毎日の食事でタンパク質を十分に補給することが重要になる。

タンパク質の1日の所要量は、成人男性の場合は70g、成人女性の場合は55gとされている。1日のメニューに、肉、魚、卵を使った料理を1品ずつ入れ、さらに牛乳、納豆や豆腐などの大豆加工品を組み合わせれば、タンパク質を十分にとることができるはずだ。

肝臓をいたわるお酒の飲み方

肝臓をパワーダウンさせないためにも、ぜひとも覚えておきたいのがお酒とのつきあい方。

アルコールは肝臓で分解処理されるので、大量に飲酒すれば肝臓に負担がかかるのは当然のこと。1日に多くても日本酒なら2合、ビールなら2本までにとどめておきたい。また、毎日飲むのは肝臓をいじめているようなもの。1週間に1～2日は休肝日を。

なお、お酒を飲むときも、タンパク質などの栄養が不足しないように、きちんとつまみを食べることが大切だ。

ビタミンB1は疲労回復ビタミン

糖質を燃やす手助けをする

ご飯を主食とする日本人は、元気に活動するためのエネルギー源を、主に糖質に頼っている。そんな私たちにとってビタミンB1は欠かせない存在だ。

糖質は「即戦力のあるエネルギー源」といわれるだけあって、吸収が早く、体内にとり入れられると、いち早くエネルギーに変わろうとする。このとき働くのが酵素で、この酵素がビタミンB1を必要としているのだ。

そのため、ビタミンB1が足りなくなると、糖質の分解がストップしてエネルギーの供給が悪くなり、疲れやすくなる。

同時に、体内で糖質が不完全燃焼を起こすので、乳酸などの疲労物質がたまり、疲労のもととなる。

また、糖質は脳の唯一のエネルギー源でもあるので、十分に供給されなくなると、思考力の低下やイライラなどの症状に悩まされることになる。

反対に、ビタミンB1が体内に十分にあれば、糖質はすみやかにエネルギーに変化し、私たちは疲労感やスタミナ切れを感じにくく、安定したパワーを発揮できるというわけだ。

B1はアリシンがお好き

ビタミンB1が豊富な代表選手といえばまず豚肉。ウナギ、胚芽、レバー、豆類にも豊富に含まれている。

パワフルな体をつくるためには、成人で1日約1・1㎎以上が必要。玄米に換算すると3杯分になる。

もっともビタミンB1は単品でとっても、吸収されにくいという性質がある。体内で吸収される量に上限があるためだ。

せっかくのビタミンB1をムダにしないためには「アリシン」と一緒にとるといい。

アリシンとは、にんにく、玉ねぎ、にらなどに共通する、特有のにおい成分のこと。アリシンがビタミンB1と結合すると、アリチナミンという物質に変化して、体内での摂取率をアップさせる。

また、マグネシウムにもビタミンB1の働きを高める作用があるので、一緒にとると効果が上がる。マグネシウムは、野菜や海藻、ゴマやピーナッツといった種実類などに多く含まれている。

例えば、豚肉のにんにくソテー、にら炒め、わかめのみそ汁にご飯という組み合わせなら、最強レシピといってもいいだろう。

酢は疲労物質を分解する優れモノ

酢が疲労に効くわけ

酢が最近あらためて注目を集めている。「疲れ」に抜群の効果を発揮するというのだ。

その主役は、酢に含まれる酢酸やクエン酸など。これらの有機酸が疲れにくい体をつくる鍵になる。そのメカニズムは次の通りだ。

人間の体は食べ物を体のなかで燃焼してエネルギーに変える。エネルギーに変えるときに、完全燃焼されずに燃えカスが残ってしまう。これが筋肉にたまると乳酸などの疲労物質になり、疲労のもととなる。

酢酸やクエン酸には、代謝を促進してこの疲労物質をできにくくする働きがあるのだ。

また、いったん体のなかにできた疲労物質を無害な水と炭酸ガスに分解する働きも認められている。なるほど、酢が疲労に効くわけだ。

酢を飲むときは割ってから

成人の場合、酢は1日に約20㎖はとりたい。

ただし酢は、基本的には料理の調味料として使うこと。いくら体にいいからといってそのまま飲んだりすると、胃の粘膜を傷つけかねない。

ドリンクにするときには、必ずソーダやジュースなどをプラスして飲むようにしたい。利用する酢の種類は、りんご酢などの果物を使った果実酢がよく合う。

なお、酢が疲労に効くといっても、これらの効果は有機酸を含む醸造酢だけがもっているもの。醸造酢とは穀物や果実を原料とし、発酵させてつくられた酢。化学的につくられた合成酢には望めないので購入するときには注意したい。

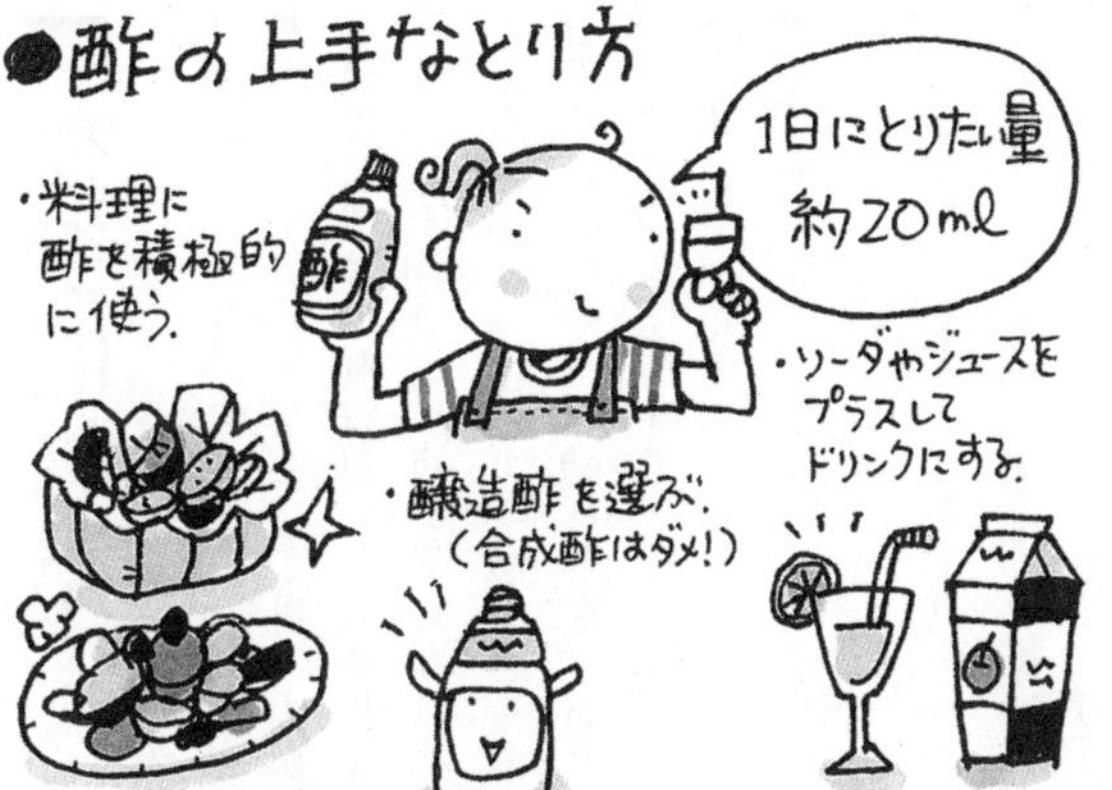
酢の上手なとり方
1日にとりたい量
約20ml
・料理に
酢を積極的
に使う。
酢
・ソーダやジュースを
プラスして
ドリンクにする。
・醸造酢を選ぶ。
(合成酢はダメ!)

水で新陳代謝を促し、タフになる

知られざる水の実力

毎日何気なく飲んでいる水。こういってはなんだが、水は空気同様、地味な存在である。

しかし、水には強力な疲労予防効果があるのをご存じだろうか。

私たちが元気に活動するためには、常にエネルギーを補給すると同時に、体内の老廃物をスピーディーに排出しなければならない。

この働きを担っているのがリンパと血液。主成分はいずれも水だ。

水を十分にとることは、血液とリンパの流れをスムーズにして新陳代謝を活発にし、多少無理をしても疲れにくいタフな体をつくる効果があるのだ。

また、水には次のような働きもある。夏の暑い時期や、運動などをすると私たちの体温は上昇する。体は体温が上がり過ぎないように汗を出して、体温を外に逃がしてやる。この働きをしているのも水だ。

たとえ暑くても、水を十分にとっていれば、この機能がきちんと働いて一定の体温を維持できるため、疲労感も少なく、元気に活動することができる。

しかし、水が足りていないと体温は上がり、疲労感は非常に強くなる。

水でタフになる方法

水のパワーを十分に活かすには、どんな水をどう飲めばいいのだろうか。

人間はもともと自然から生を受けた自然の一員。だから飲む水も大地を流れる川や、大地からわき出る泉などの自然の生水がベスト。

とはいっても水が飲めるような川や湧き水があるところは、日本では限られてしまう。

だから川や湖などを源泉とする水道水でかまわない。ただし、カルキ臭い、消毒用塩素の害が気になるなどの不満を感じるなら、浄水器を利用するのもひとつの方法だ。水道水をくみ置きして、そのなかに木炭を入れて手軽に浄化する方法もある。

飲む量は、食事以外に1日3回、各コップ1杯程度を目安にするといい。暑さや運動などで特に汗をかいたときは、飲む回数を増やすといいだろう。

また、子どもは大人に比べて新陳代謝が激しいので、多めに飲ませることも必要だ。

これだけのことだが、毎日続けるだけで体内環境は改善され、疲れにくいスタミナのある体に変えることができる。ぜひ試してみてほしい。

「疲れ」は何科で診てもらえばいい？

疲れは貧血や肝臓病などの内臓疾患が原因で起こることがあるので、症状がひどい場合はまず内科を受診したほうがいい。内科の検査で異常が見られない場合は、精神的な原因のあることが考えられるので、心療内科や神経科を受診するといいだろう。

心療内科や神経科での治療は、カウンセリングが中心となることが多い。カウンセラーとの話し合いを通じて、疲労の原因がどこにあるかを探っていく。原因が明らかになって、それと向き合うことで改善するケースもあるという。

カウンセリングと同時に、ケースによっては精神安定薬や抗うつ薬、漢方薬などが処方されることもある。また、特に痛みなどのつらい症状がある場合は、それを薬で緩和する場合もある。

海外ではカウンセリングは一般的だが、日本では心療内科や神経科というと受診をためらう人も少なくない。しかし、自分の力で解決できない問題は、プロの手を借りるのが早道。疲れが続いてつらい場合は、一度受診してみてはどうだろう。

【参考文献】

丹田呼吸健康法（サンマーク文庫）／3分間でできる真向法（朝日ソノラマ）／カラダ快適即効マッサージ（永岡書店）／決定版気功法の本（こう書房）／気功健康法入門（日本実業出版社）／らくらく気功健康法（永岡書店）／中国気功健康法（日東書院）／水博士の身体によい水、安全な水（講談社）／どこでもできる3分間スポーツ術（産心ブックス）／快感ツボセラピー（成美堂出版）／ひとりでできる！ 谷津式特効ツボ療法（日本文芸社）／からだによく効く食べもの事典（池田書店）／台所漢方（緒方出版）／すぐ効くよく効く即効ツボ（永岡書店）／アミノ酸で体の調子がどんどんよくなる！（三笠書房）／食べて治す医学大事典（主婦と生活社）／ヨーガ健康法（講談社）／芹沢勝助の絵でみる特効ツボ（主婦と生活社）／リフレッシュ体操ハンドブック（PHP研究所）／ツボ押し健康法（パッチワーク通信社）／健康ストレッチング（池田書店）／専門医がやさしく教える肝臓病（PHP研究所）／毎日の健康食事学（PHP研究所）／からだに効く栄養成分バイブル（主婦と生活社）／絵でみるツボ刺激健康法（健友会）／自分でスッキリ消せる！ 肩こり腰痛ひざの痛み（永岡書店）／家庭でできる特効お酢健康法（高橋書店）／人はどうして疲れるのか（ちくま新書）／疲労とつきあう（岩波新書）／専門医がやさしく教える慢性疲労（PHP研究所）／はじめてのアロマテラピー（双葉社）

たまった「疲れ」が驚くほどとれる本

編　著――ヘルスケア研究会
発行者――永岡修一
発行所――株式会社永岡書店
〒176-8518　東京都練馬区豊玉上1-7-14
☎03（3992）5155（代表）
☎03（3992）7191（編集）
印　刷――図書印刷
製　本――綜合製本

ISBN4-522-47522-5　C0176
落丁本・乱丁本はお取り替えいたします。⑦